やせたい！
でも
白いごはんも
たっぷり
食べたい！

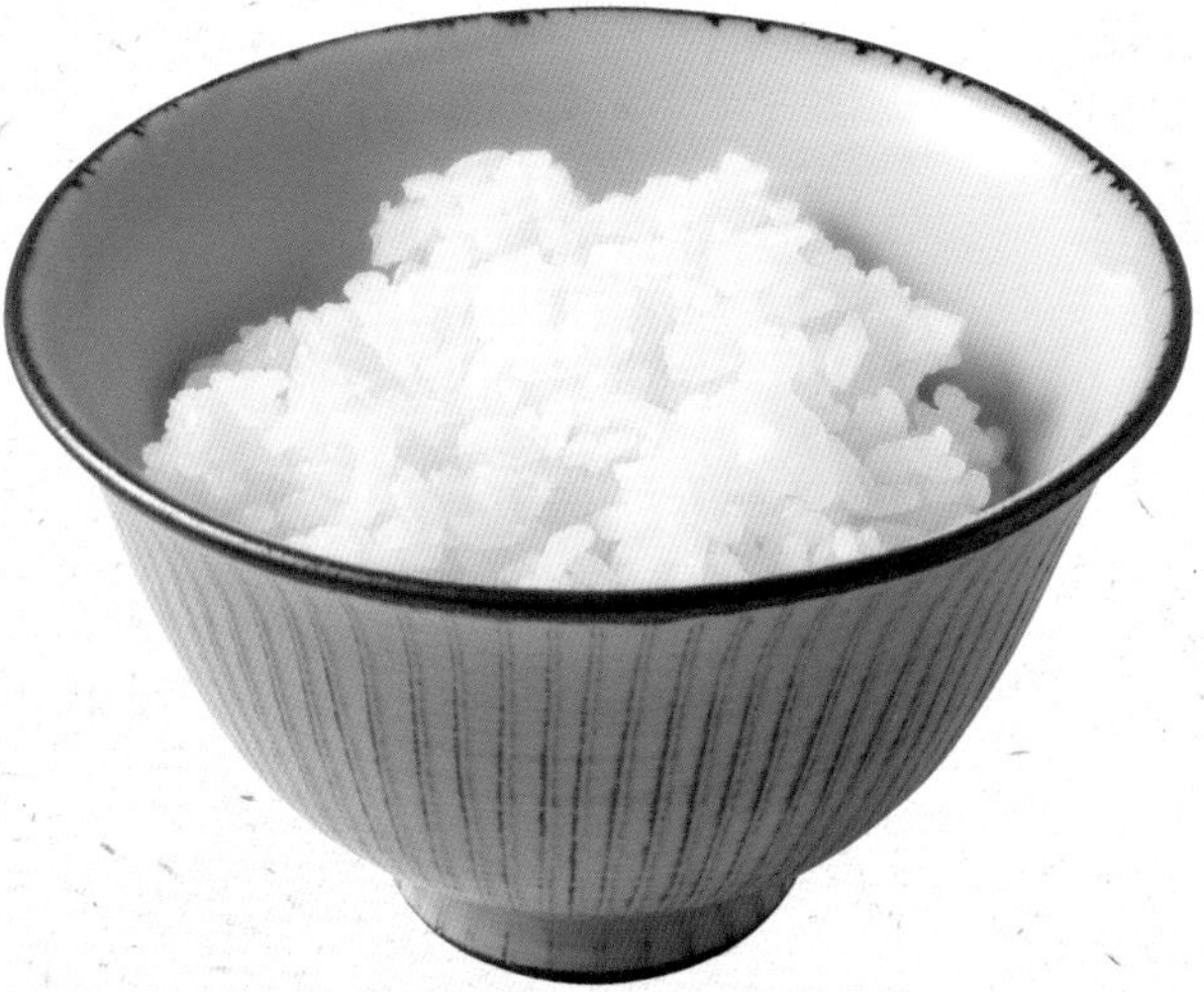

そんな人に
最適なダイエット法
それが
「米ぬか毒だし
ダイエット」です。

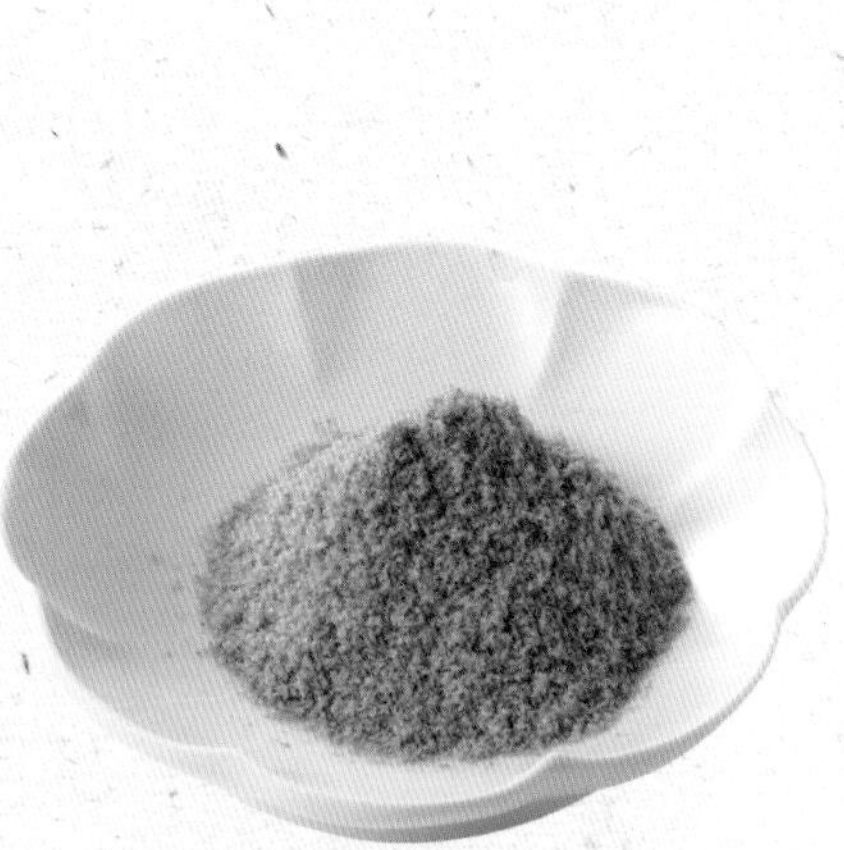

やせたいけど、
ふっくら白いごはんが食べたい！
たっぷりソースのパスタが食べたい！
とろーりチーズのピザが食べたい！
パンもアイスクリームもがまんしたくない！
好きなものをおいしく食べたい！
そんな人におすすめの方法なのです。

それはなぜか？

米ぬかにたっぷり含まれる食物繊維が
おいしく食べた余分な脂質や糖質を吸着、
体に吸収される前に排出します。
便秘を解消、おなかの調子を整え、免疫力も高めます。
高い抗酸化力と豊富なビタミンとミネラルで
体の中からスッキリ、
健康的なダイエットを強力にサポートします。

ちなみに、米ぬかには、
玄米の栄養の約95％が集中しているといわれています。
健康栄養食の代表格ともいえる玄米ですが、
めんどうで、飽きやすく、好みが分かれるのも事実。

米ぬかは、扱いが簡単、アレンジ自在、しかもおいしい。
超毒だしと超ビタミンミネラルチャージが同時にかなう、
天然のダイエットサプリです。

ぜひお試しください！

米ぬかは玄米に含まれる栄養素のかたまりです

田んぼで実ったイネの実が「もみ」です。わたしたちがいつも食べているお米は、この「もみ」の外皮を取り去って玄米としたものから、さらに「胚芽《はいが》」と「ぬか層」と呼ばれる種皮を削り取ったものです。このときに削り取られたものが米ぬかです。

この工程でお米は食べやすくなるのですが、大切な栄養素のかなりの部分が米ぬかに含まれているため、白米ばかりを食べていると、どうしても栄養がかたよります。

そこでおすすめするのが、米ぬかを食べること。お米本来の栄養素を取り戻すことができ、スリムで健康な体が手に入ります。

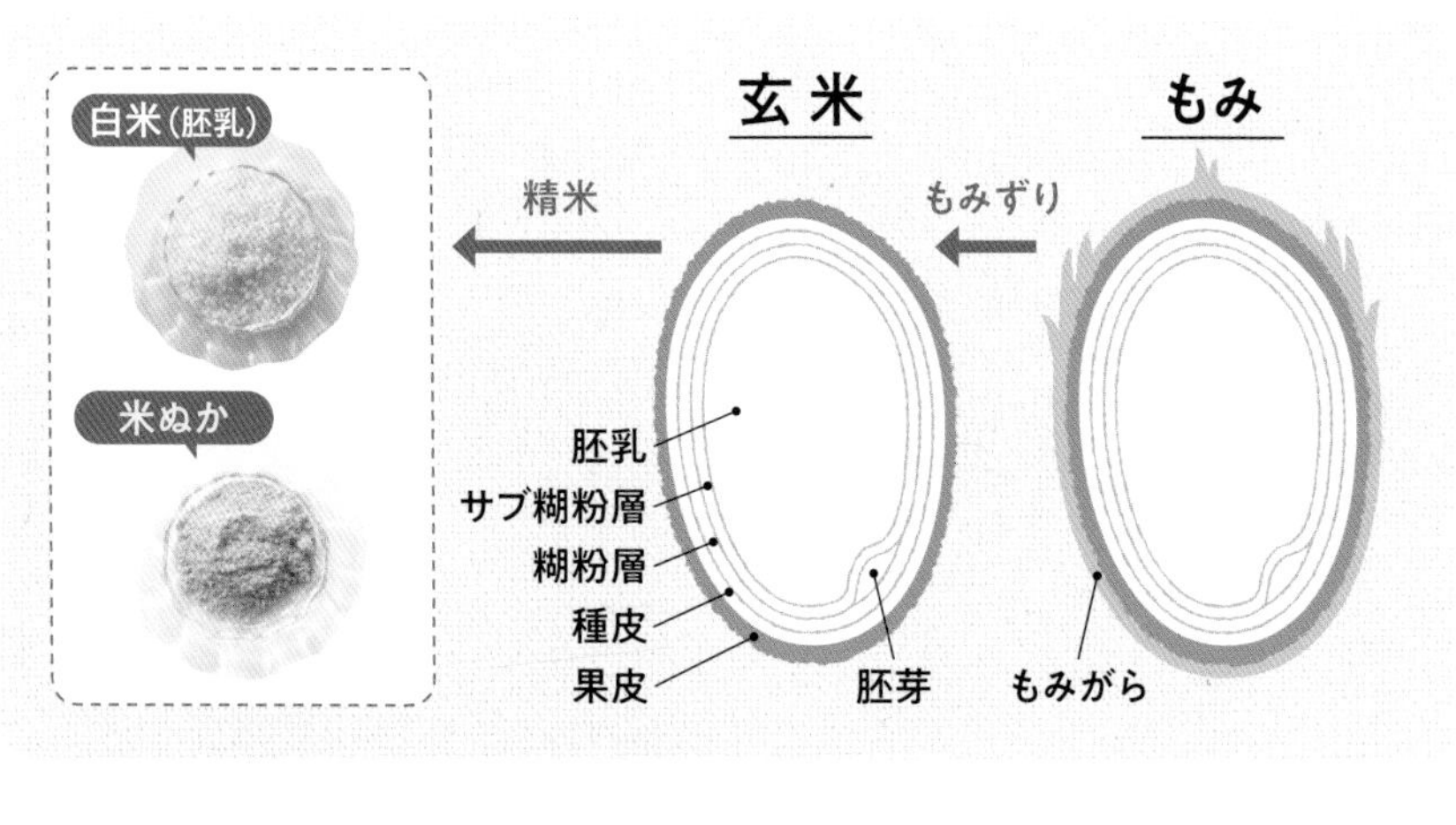

米ぬかにはこんなパワーが！

精米時に捨てられてしまう「米ぬか」は、
実は、玄米の持つやせ&健康パワーがある核の部分。
米ぬかに秘められたすごい力を紹介します。

❶ 超毒だし力

◉ 余分な脂質や糖質を排出する
◉ 便秘を解消する
◉ 腸内環境を整え、免疫力を上げる

豊富に含まれる食物繊維が有効に作用します。

❷ 超ビタミンミネラルチャージ力

◉ 代謝を高める
◉ 血液をサラサラにする
◉ 生活習慣病を予防する

γ-オリザノール、ポリフェノール、ビタミンB群、ビタミンE、リン、マグネシウム、カルシウム、ナイアシン、鉄、オリザブラン、イノシトール、アミノ酸など、多種多様な栄養素を含みます。

↓

**余分なものを体外に排出し、
必要な栄養はしっかりチャージ。代謝を高め、
ダイエットを強力にサポートします。**

大さじ1杯の米ぬかの
やせ&健康効果は玄米2膳分！

「米ぬか？　おいしくないんでしょ？」
そう思っていませんか？

ためしてみるとすぐわかりますが、米ぬかは乾煎《からい》りすると、きな粉のような香ばしさとやさしい甘さがでます。サラサラのパウダー状になるので舌ざわりもよく、おいしくいただけます。臭《くさ》みやえぐみ、苦みなどを感じることもなく、意外な食べやすさに驚くことでしょう。見た目も食感も味も、きな粉とよく似ています。

米ぬか毒だしダイエットでは、生の米ぬかを乾煎りした「米ぬかパウダー」を使います。大さじ1杯の米ぬかパウダーには、なんと玄米2膳分の栄養が含まれているので、ダイエットと健康維持に効果抜群の食物繊維、ビタミン、ミネラル、ポリフェノールなどが簡単に摂取できるのです。

米ぬかパウダーを毎日の食事にプラスすれば、いつものごはんが健康ダイエットごはんに早変わり。玄米と同じ効能があるのに玄米を炊いたりするような手間がいらず、玄米の栄養が効率よく摂取できます。

ごはんにかけるだけでなく、サラダやスープ、おかずにふりかけてもOK。工夫次第でいろいろな使い方ができます。入手が比較的簡単で安価なことも魅力。米ぬかパウダーに慣れたら、もう元には戻れません。

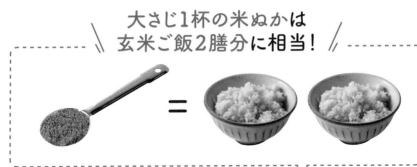

大さじ1杯の米ぬかは玄米ご飯2膳分に相当！

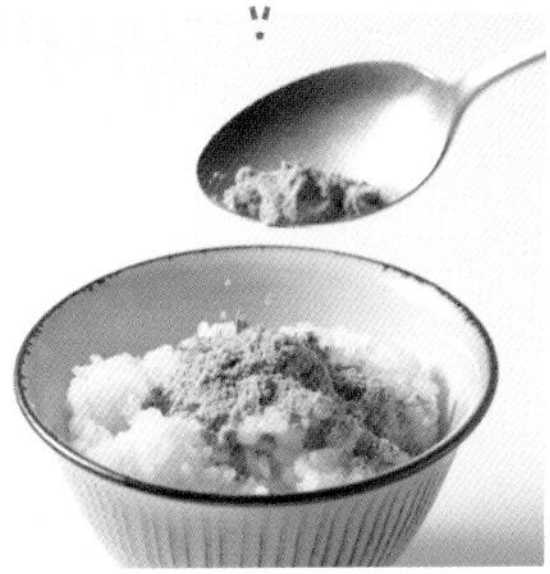

米ぬかパウダーをひとふりすれば、いつものごはんが健康ダイエットごはんに早変わり。
玄米より食べやすく、効率よく栄養も摂取できます。しかも、きな粉みたいでおいしい！

米ぬか毒だしダイエット
成功の秘《ひ》訣《けつ》
～この方法をおすすめする理由～

好きなものをおいしく食べて、いらないものをためずに排出。だから、健康的にやせられる。がまんしない、頑張らない、理想的なダイエットです。

理由 1 好きなものを食べてOK

白いごはんやパンはもちろん、ピザやパスタ、ラーメンなど脂っこいメニューも食べてOK。米ぬかに含まれる豊富な食物繊維が余分な糖質や脂質を体内にとどめず、スッキリと排出します。

理由 2 間食もがまんしなくてOK

ダイエットの敵とされる、ケーキや和菓子などの甘いものやスナック菓子もがまんしないで食べてOK。脂質や糖質を、米ぬかの食物繊維がからめ取り、体外に排出してくれます。

ラクに、おいしく、健康的にやせる。

理由 3　食事量はこれまで通りでOK

米ぬかパウダーは、食べたものの余分な脂質や糖質を体外に排出するとともに、腸内環境を整えてくれます。必要な栄養がチャージされ、体の代謝が高まるので、やせやすい体を作ります。食事量を変えなくても体の変化を実感できます。

理由 4　おいしい!

米ぬかパウダーは、ほんのり甘く、香ばしい香りで、きな粉のような意外なおいしさ。臭みやえぐみも特にありません。サラサラのパウダー状なので、舌ざわりもよく、おいしく食べられます。

理由 5　普段の食事にかけるだけ

米ぬか毒だしダイエットのやり方は、米ぬかパウダーを普段の食事にかけるだけでOK。毎日大さじ1杯程度でよいので、無理なく続けられます。

がまんしなくていい！頑張らなくていい！

米ぬかは最強のダイエット食材

世の中にダイエット食材は数あれど、米ぬかのダイエットサポート力は群を抜いて強力。その理由をご紹介します。

実は、米ぬかはダイエット食材としてかなり優秀です。

その理由の一番目は、ダイエットを強力にサポートする食物繊維の含有量が、群を抜いて多いこと。

食物繊維が多く含まれている食品としては、ごぼう、こんにゃく、おから、納豆、もち麦などがよく知られていますが、米ぬかはそれらと比べても食物繊維の含有量が多く、しかも水溶性食物繊維と不溶性食物繊維をバランスよく含んでいます。

食物繊維は、腸内にある余分な脂質や糖質を吸着して体外に排出するだけでなく、善玉菌のエサとなって善玉菌を増やしてくれる作用があり、腸内環境を整えて免疫力をアップしてくれます。ダイエットの大敵である便秘の改善にも大いに役立ちます。

また、米ぬかには食物繊維以外にもさまざまな栄養素が含まれています。ダイエット食品の中には、カロリーを抑えるために栄養価の低いものもありますが、米ぬかならビタミン、ミネラル、ポリフェノールなども同時にとれるので、食べるだけで健康とダイエットが両立できるのです。

米ぬかの食物繊維含有量は抜群!

米ぬかに含まれる食物繊維は、なんと白米のおよそ45倍!
玄米のおよそ7倍! 質量ともに食物繊維の宝庫です。

［食物繊維含有量の比較］

(100gあたり)	水溶性食物繊維	不溶性食物繊維	総計
米ぬか	2.2	18.3	20.5
玄米	0.7	2.3	3.0
白米	微量	0.45	0.45
おから	0.4	11.1	11.5
もち麦	8.1	3.5	11.6
オートミール	3.2	6.2	9.4
大麦	6.0	3.6	9.6
高野豆腐	0.5	1.9	2.4
こんにゃく	0.1	2.1	2.2
ごぼう	2.3	3.4	5.7
大豆	1.8	15.3	17.1
きな粉	1.9	15.0	16.9
納豆	2.3	4.4	6.7

※参考：『日本食品標準成分表2018』

米ぬかの持つ最強の健康効果

米ぬかには、体が喜ぶ健康効果がいろいろあります。
炊く手間なし！　食べにくさなし！　ひとふりで、いつもの食事がパワーアップ！

「米ぬか」で体の中から健康に！

腸内環境を改善！

豊富に含まれる不溶性食物繊維が腸の運動を活発化させ、便通を促進、便秘を解消します。ぽっこりおなかを解消、自律神経を整え、免疫力を高めてくれます。

糖や脂質の吸収を阻害！

豊富な食物繊維が、腸内の老廃物や毒素を体外に排出させます。糖質や脂質の吸収を阻害し、糖尿病や高血圧を予防します。

食欲の暴走をストップ！

GABAが体内で神経伝達物質として作用し、食欲中枢に働きかけて脳の興奮状態をしずめ、ストレスをやわらげ、暴飲暴食をストップします。

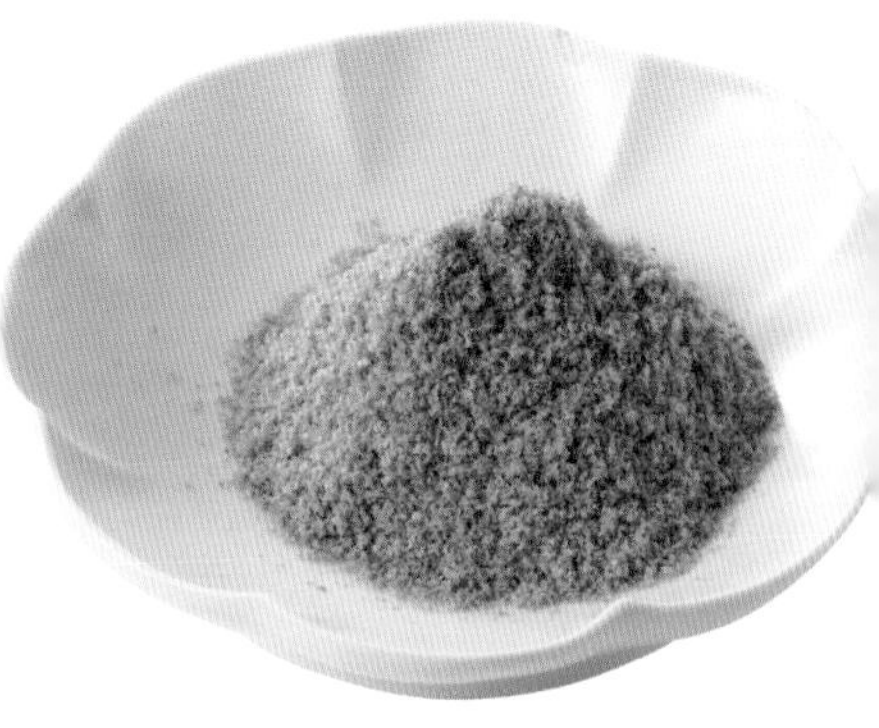

老化を予防

γ－オリザノールとトコトリエノールが、強力な抗酸化作用を発揮。肌の血行をよくし、新陳代謝を活発化、シミ・シワを防ぎます。また、かゆみや炎症も抑えます。

血液をサラサラに！

γ－オリザノールにはコレステロールの体内吸収を抑える作用があり、血液凝固を予防するフィチン酸には、動脈硬化やコレステロール値の低下が期待できます。

薄毛を予防

γ－オリザノールとビタミンEが血管を広げて血行をよくし、毛乳頭細胞の活動を活性化。薄毛を予防します。

冷え性改善

γ－オリザノール、トコトリエノールが血管を広げ、体のすみずみまで、血行を促進します。ナトリウムがむくみの予防と改善に働きます。

生活習慣病を予防

強力な抗酸化作用のあるγ－オリザノールとトコトリエノールが、活性酸素を抑え、糖尿病や高血圧などの生活習慣病を予防します。またフェルラ酸には血糖値降下作用が期待できます。

脳を活性化

フェルラ酸がアルツハイマーの原因物質を抑制、予防と症状改善に効果を発揮。またγ－オリザノールとGABAが記憶をつかさどる海馬の働きをよくします。

ひとふりで毒だしダイエット！

**米ぬかを煎って
パウダーにしてふだんの食事に
ふりかけるだけ！**

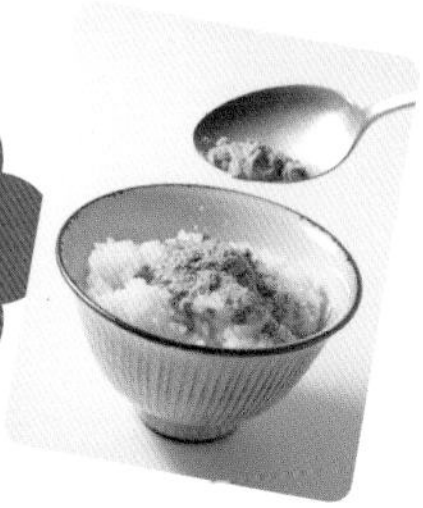

白いごはんはもちろん、テイクアウトやファストフードにもひとふり。
気になる脂質・糖質を排出。罪悪感も解消します。

＼お肉料理に／

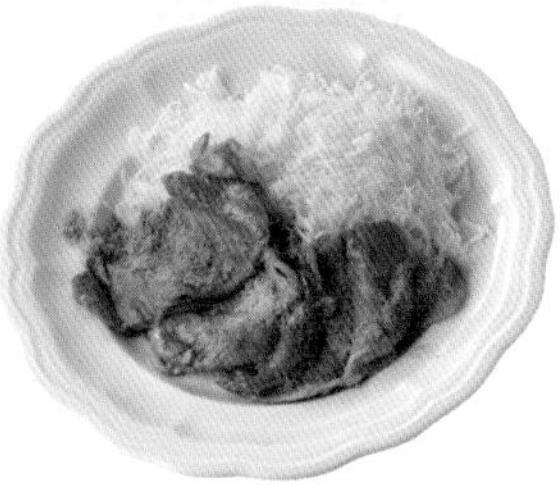

＼スープに／

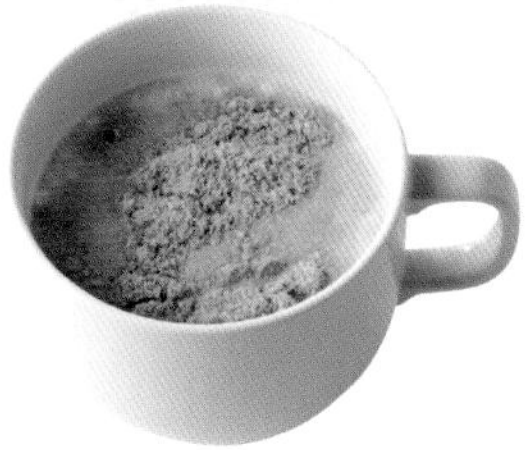

＼パスタに／

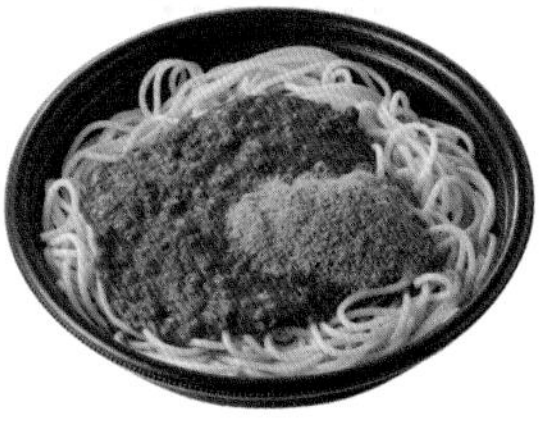

＼ピザに／

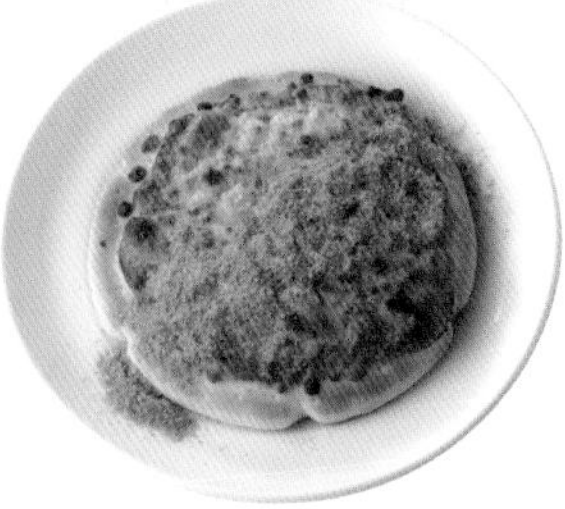

＼丼に／

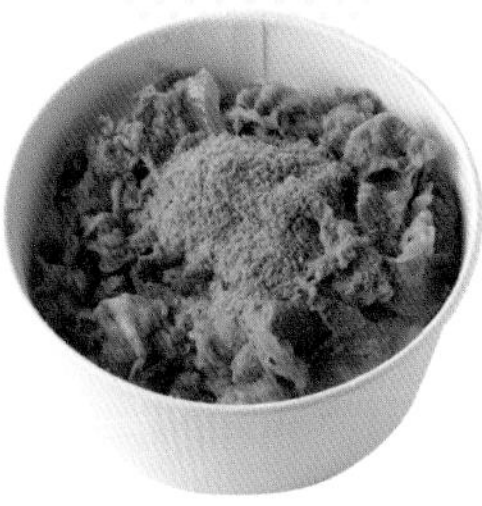

＼カレーに／

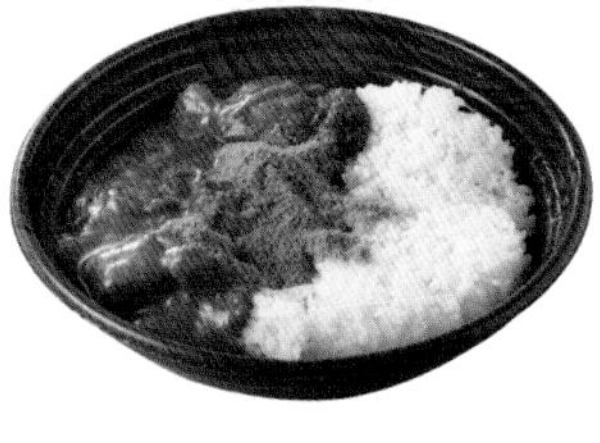

お惣菜に

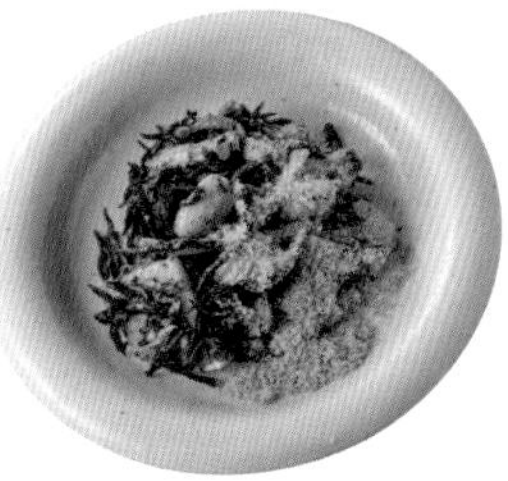

サラダに

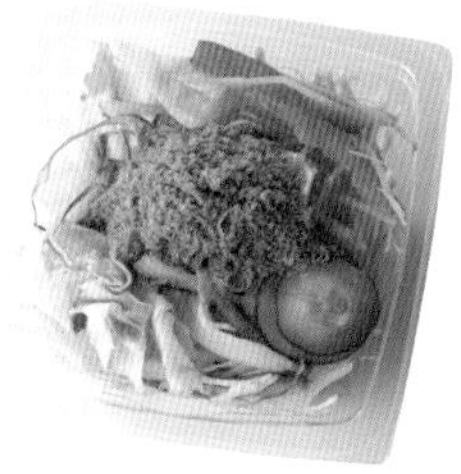

ラーメンに

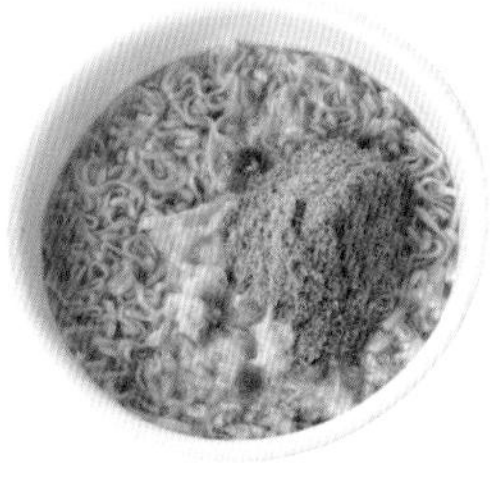

ヨーグルトに

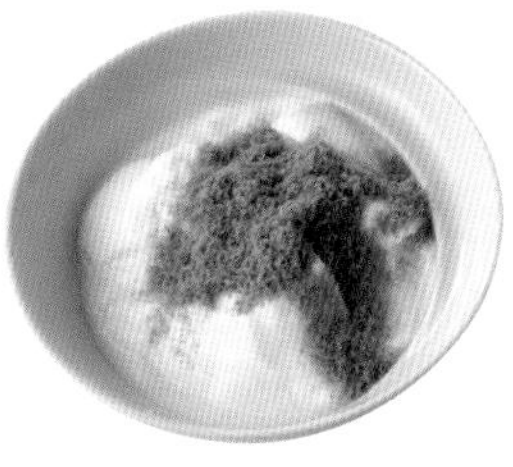

焼きそばに

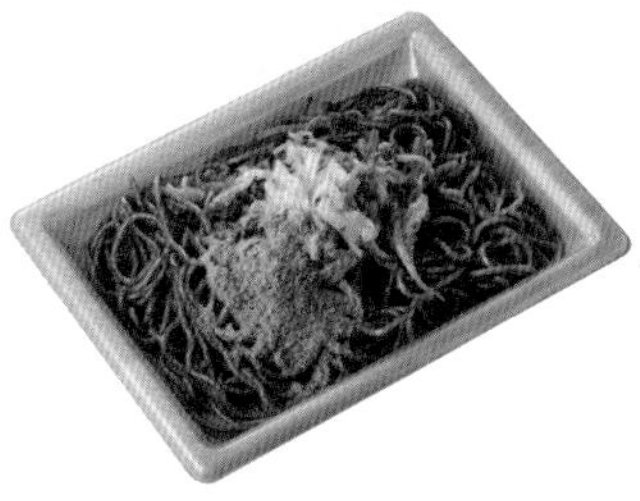

揚げ物に

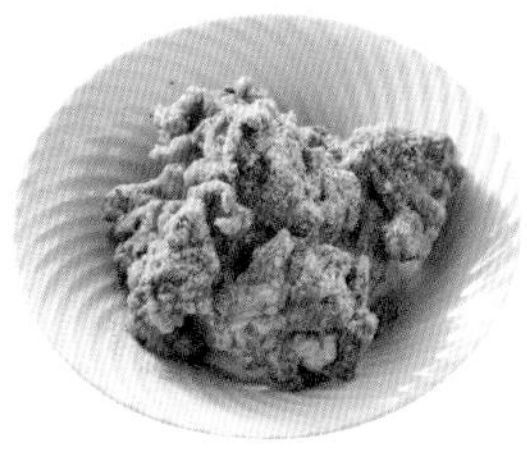

アイスクリームに

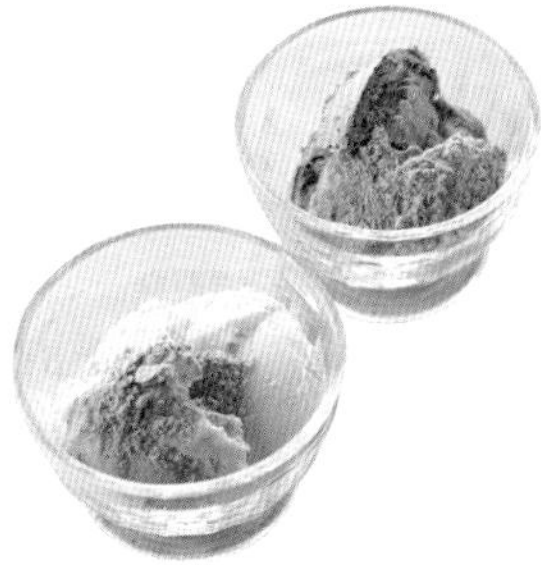

ミルクに

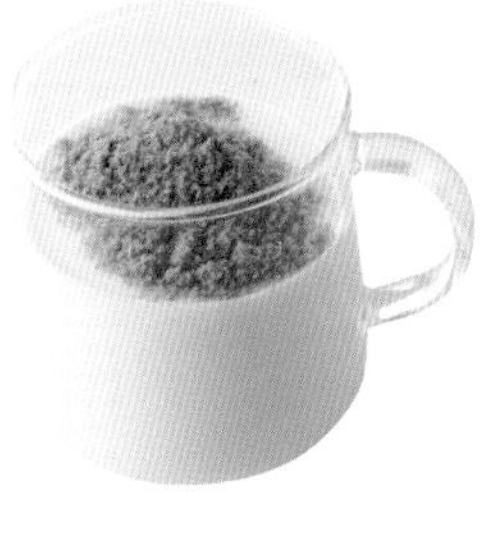

トーストに

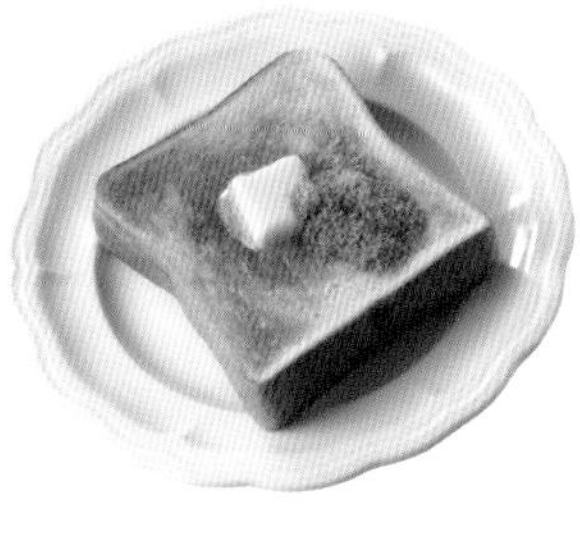

「米ぬか毒だしダイエット」は挫折しない！

飽きずに続けられる“おいしい裏ワザ”

うっすらとした香ばしさ、あっさりとした甘みのある米ぬかパウダーは、食品の味を損ないません。だから飽きずに続けられるのです。

いろいろ混ぜて、特製ペーストに！

米ぬかパウダーは、バターやマヨネーズなどによく合います。香ばしさはもちろん、栄養素をプラス。気になる脂質や糖質を体内にとどめず排出してくれるので、いつものメニューも安心しておいしくいただけます。

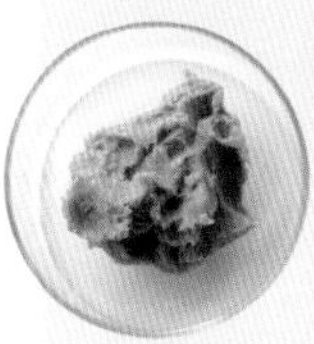

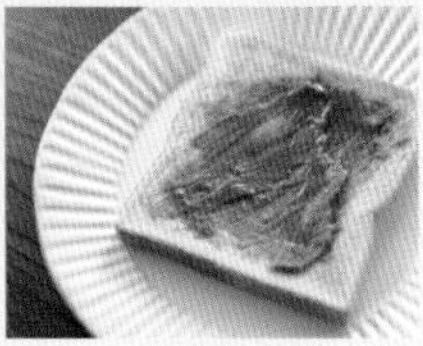

いろいろ混ぜて、特製ふりかけに！

おかかやごま、のり、たらこ、さけなど、ごはんのお供と混ぜれば、バリエーション豊かなふりかけになります。米ぬかの香ばしさがアクセントに。さらに、いつものごはんが玄米と同等以上の栄養価に！

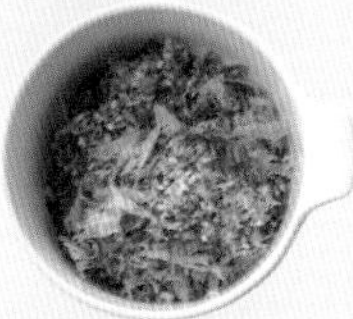

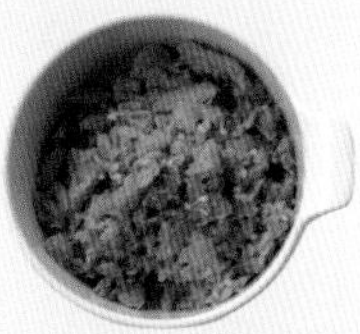

いろいろ混ぜて、特製たれに！

いつもの調味料に米ぬかパウダーを混ぜれば、とろみと香ばしさ、栄養価もアップ。まろやかさが加わり、辛味や苦み、えぐみなどがやわらぎます。脂質や糖質の気になるメニューにかければ、毒だし・やせ効果が期待できます。

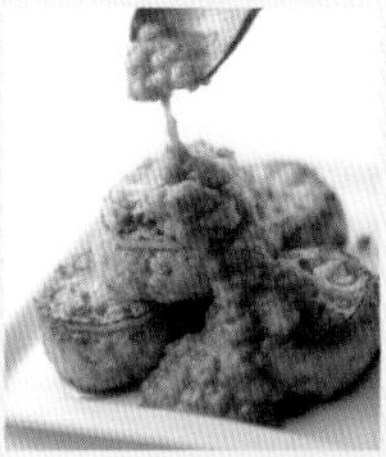

普段の調味料に混ぜ込んで、栄養価アップ！

米ぬかパウダーの風味はほかの食材とほとんどケンカしないので、塩、こしょう、七味唐辛子、山椒、青のり、カレーパウダー、ごまなど、普段お使いの調味料に混ぜて使えます。料理のバリエーションが広がるので、飽きることがありません。

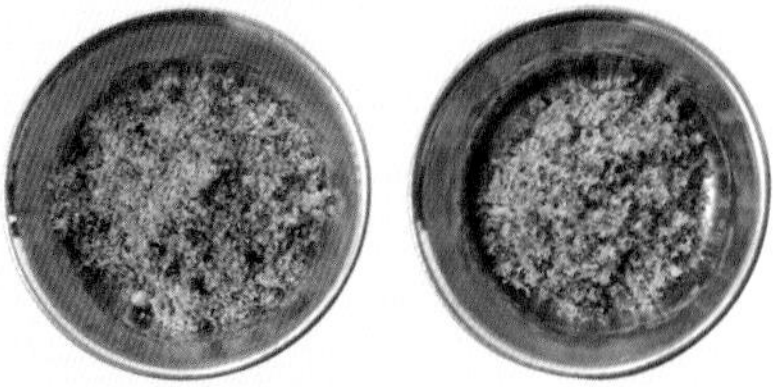

小麦粉がわりに使って、毒だし効果抜群スイーツに！

ケーキや和菓子も、米ぬかパウダーを使えば、毒だし効果抜群で栄養価の高いダイエットスイーツに。米ぬかパウダーが、気になる糖質の体内吸収を抑えてくれるので安心です。おいしく食べてダイエット。腸内環境改善、美肌効果も狙えます。

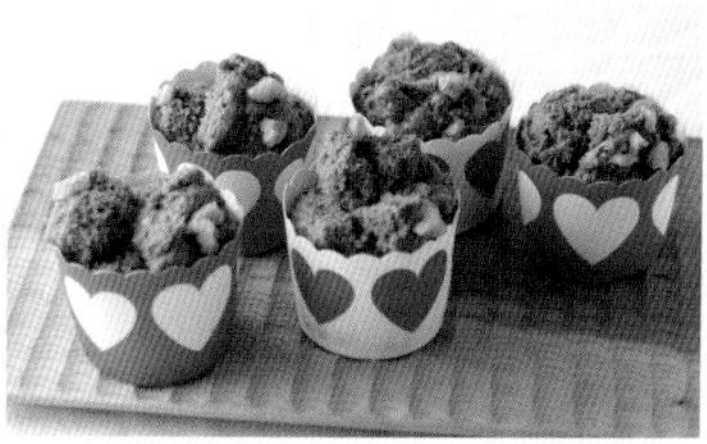

パン粉やつなぎ、揚げ衣に使って、気になるメニューに毒だし効果をプラス！

揚げ衣に米ぬかパウダーを混ぜ込めば、いつもの揚げ物に毒だし効果がプラスされます。余分な脂質を体外に排出、ビタミン、ミネラルなど必要な栄養素に香ばしさも加わり、うれしいことづくめ。ハンバーグのつなぎや、パン粉のかわりにも使えます。

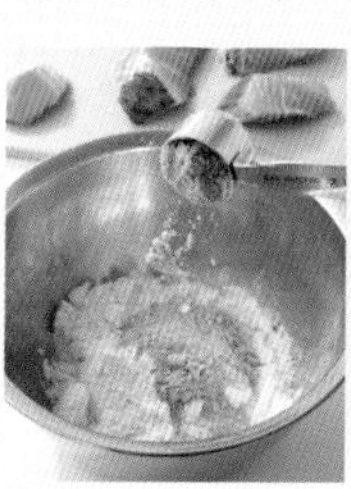

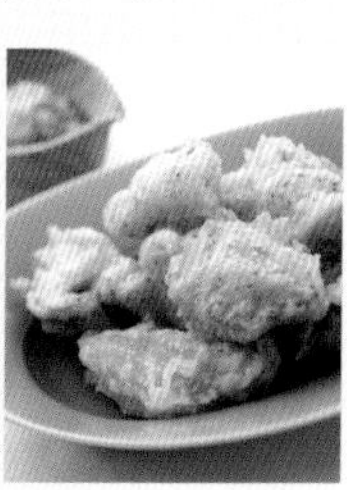

「米ぬかパウダー」実際に試してみました！

今回、モニターのみなさんに「米ぬかパウダー」を２週間試していただきました。

みなさんが実感されたのは、米ぬかの持つ毒だし効果。おなかの中にたまった便がスッキリ出ます。特に便秘に悩んでいない方でも、便の量や回数が増えたり、排便がスムーズにできたり、今まで以上のスッキリ感を感じていらっしゃいます。腸内環境が改善されるので、肌荒れも解消されます。

「毎日１～３さじの米ぬかパウダーを普段のお食事とともに召し上がってください」。お願いしたのはこれだけです。食事の量やメニューについては特に言及していません。いつもの食事に米ぬかをプラスしただけで、米ぬかの毒だしパワーにより、ダイエット効果が示されたのです。

実感！

「米ぬかパウダー」ここがスゴイ！

1. お通じがスルッとスッキリ！
2. ウエストまわりがスッキリ！
3. 肌荒れが解消！

※減量効果や健康効果には個人差があります。

スルッと気持ちのよいお通じが！

大西美希さん（48歳・女性）

米ぬかパウダーを食べ始めて2日目くらいから、お通じがスルッと気持ちよく出て、とてもスッキリ。おなかの調子がよくなりました。まだ、「やせた！」とまでは実感はしていないのですが、おなかまわりは確実にスッキリしました。米ぬかは食べにくいだろうと思っていましたが、意外においしくて驚きました。そのままスプーンで食べていましたが、カレーに入れて食べてもおいしいです。とにかくお通じにいいので、食べ続けたいと思いますし、みなさんにおすすめしたいです。

	[Before]	[After]
体重	69.3kg	68.3kg
ウエストまわり	87cm	82cm

→ おなかまわりがすっきり！

体が軽くなった！

minaさん（55歳・女性）

普段通りの食事に、普段通りの生活。まったく自覚していなかったのですが、体重が1kg、ウエストが2cm減っていてびっくり！　そういえば体が軽くなりました。便秘薬を飲まなくてもなめらかな便がスムーズに出ます。肌の調子もいいです。しっとりして小じわが気にならなくなりました。米ぬかは、ぬか臭いと思っていましたが、煎ったぬかは香ばしくてほのかに甘みがありおいしい！　捨ててしまうのはもったいないとみんなに伝えたいです！

	[Before]	[After]
体重	52kg	51kg
ウエストまわり	75cm	73cm

→ 自覚なく自然にやせた！　おいしさにもびっくり！

おいしく食べてスッキリ腸のお掃除！

JTさん（57歳・女性）

「ゾウか！」と思うほどの大量の便が！　宿便がごっそり出てきた感じで、まさに、腸のお掃除ができました。おなかがスッキリした日は、血の巡りがよくなるのか、手足の冷えも気にならず、頭痛もなく気分さわやかです。一番の効果は、気になっていた黄ぐすみが薄くなり、肌が白くつるつるになったこと。たった2週間なのにこの効果はうれしいです。お財布にやさしく家族全員健康になれる米ぬかパウダー、香ばしくておいしいですし、ビタミン剤よりおすすめです。

	[Before]	[After]
体重	44kg	43kg
ウエストまわり	70cm	69cm

→ おなかスッキリ！　冷え性が改善、美肌効果に感動！

体が軽くなり、むくみが解消！

工藤新一さん（40歳・男性）

米ぬかパウダーをプラスする以外、特に食事量や食べるものを変えてはいないのですが、体重が少し減り、ウエストも減ったので、体が軽くなりました。むくみやすい体質なのですが、食べ始めてからむくみがなくなりました。肌の調子も良くなり、ハリが出ました。劇的なやせ薬ではないけれど、健康にやせられるので、補助食品としておすすめしたいです。個人的にはそのままふりかけにするより、ヨーグルトに混ぜて食べるのが食べやすくておいしかったです。

	[Before]	[After]
体重	90.9kg	89.9kg
ウエストまわり	100cm	96cm

→ 健康的にやせるための補助食品としておすすめ！

血圧が15～25も下がった！

岩田三喜子さん（60歳・女性）

コロコロ便が解消されて、排便が楽になりました。すっきり排便できるからか、膨満感を感じることが少なくなり、お腹の調子がとても良いです。薬を飲んだわけではないのに、血圧が135～145から120台に下がり驚きました。気になっていたふくらはぎのむくみも今は気になりません。空腹感もあまり感じなくなり、自然と白米の量が減りました。ごまやナッツなどと混ぜてサラダやおひたしにかけたり、きな粉と牛乳に混ぜて毎朝飲んだり…アレンジもきき、おいしいのでこれからも続けます。

	[Before]	[After]
体重	51kg	50.3kg
ウエストまわり	72.5cm	72cm

→ コロコロ便も膨満感も解消。空腹感を感じなくなった！

モニターのみなさんには、モニター参加前後の体重とウエストを測定して比較してもらいました。また、体調の変化についてお伺いしました。

ほとんどの方は、お通じの改善を実感されました。

大きなダイエット効果を数字で実感できなかった方もいらっしゃいます。モニター期間は2週間。体重やウエストの変化にかかる日数には個人差があり、その日の体調も影響します。おいしく食べて、効果を実感していれば、今後数字にも変化が現れることが期待できるでしょう。

米ぬかは現代人の食生活を改善する健康とダイエットのためのスーパーフード

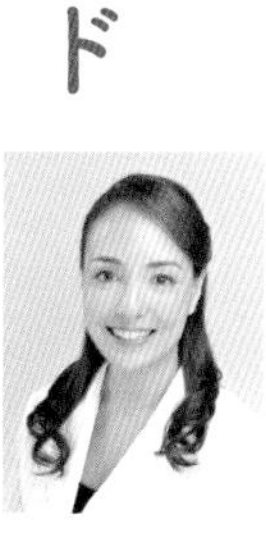

なかなか終息しない新型コロナウイルス感染症の影響で、今「免疫力」に注目が集まっています。ワクチンも特効薬もまだ世に出ていないので、かからないために、かかっても重症化しないために、自分の体の免疫力を高めておくことが必要だと、みんなが考えるようになったからです。

そのため、わたしもインタビューや取材で免疫力がよく聞かれるようになりましたが、そこではっきりお伝えしているのは、「日本人は昔から免疫力を高める食生活をしてきた」ということです。食物繊維が豊富で脂肪分の少ない伝統的な日本食は、新型コロナウイルスと戦う上でも理想的な食事だったのです。

ところが、現代の若い人たちの食生活は欧米化していて、免疫力を高めるどころか、糖尿病、高血圧、高脂血症などの生活習慣病に脅かされています。便秘などに悩む人も多く、腸内環境も悪化しています。今回のパンデミックで日本人の重症者、死者が少ないのに、欧米ではたくさん出ているということは、食生活の欧米化がいかに健康によくないかのあらわれだとわたしは思っています。

幸いなことに、日本ではコンビニでも納豆やインスタントみそ汁が買えます。だから欧米化された食生活の中でも、気をつければ免疫力を上げることは可能なのです。

今回みなさんにご紹介した「米ぬか」は、手軽に健康な食生活を実現できるすぐれたアイテムです。豊富な食物繊維が免疫力を上げるだけでなく、おなかの調子を整え、たくさんの種類のビタミン、ミネラルなどの栄養素が健康と若さを保ってくれます。

しかも、米ぬかはダイエットにも効果があります。最近の研究で、ＢＭＩが25を超えていると、新型コロナウイルスの重症化率が6倍になることがわかってきました。太っていることは、見た目の美しさだけでなく、健康や寿命に直結する大問題です。

米ぬかは「いつもの食事にかけたり、混ぜたりするだけ」という手軽さで利用でき、しかもサプリなどに比べて安価です。密閉容器に入れて持ち歩けば、外食のときも使えます。

みなさんも米ぬかで、病気に負けない、健康で美しい体を手に入れてください。

石原新菜

［腸スッキリ！　米ぬか毒だしダイエット　もくじ］

PART 1 すごい！ 米ぬかのダイエット＆健康効果

なぜ米ぬかが最強のダイエットサプリなのか？ …… 30
理由1 たっぷりの食物繊維によるデトックス効果がすごい …… 32
理由2 多種類の栄養成分による健康効果がすごい …… 33
理由3 ほぼすべての栄養成分を含む、完全食品 …… 34
米ぬかに多く含まれる有効成分 …… 36
理由4 ふくらむ食物繊維で食欲を抑える …… 38
理由5 簡単！　アレンジが自在にできる！ …… 39
ダイエット効果だけじゃない！　米ぬかのすごい健康効果 …… 40
米ぬかの最強効果⑩ …… 41
最強効果① ダイエット　豊富な食物繊維でおなかスッキリ。善玉菌の働きで太りにくい体質に …… 42
最強効果② 便秘の解消　善玉菌を増やし腸内環境を良好に。免疫細胞も活発になり代謝もＵＰ …… 43
最強効果③ 抗酸化作用　米ぬかの強い抗酸化パワーで、コレステロールを低下させる …… 44
最強効果④ 血管を強化　米ぬか成分で血管をやわらかくし、生活習慣病のリスクを減らす！ …… 45
最強効果⑤ 血糖値を改善　米ぬかでＧＩ値を抑えて、糖尿病の進行をストップさせる …… 46
最強効果⑥ 自律神経の安定　脳の興奮を抑えてリラックス！　自律神経を整えてストレスも解消 …… 47
最強効果⑦ 認知症予防　米ぬかの栄養成分で脳の働きを向上させ、幸福寿命を延ばす …… 48
最強効果⑧ 美肌効果　米ぬかを食べて体の中から、美肌とアンチエイジング …… 49

最強効果⑨ 貧血予防 米ぬかの豊富な鉄分で貧血を改善し、血色のよいキレイやせ！ …… 50
最強効果⑩ 薄毛予防 毛細血管を広げてツヤ髪復活！ 髪も若返り効果の大切なアイテム …… 51
米ぬか毒だしダイエットのやり方 …… 52
基本編／アレンジ編
米ぬかパウダーの作り方 …… 54
米ぬかパウダーのダイエット活用術 …… 56
気になる…米ぬかパウダーQ＆A …… 58
column 米ぬかの選び方 …… 60

PART 2 簡単！ 米ぬかの基本レシピ

いろいろ使える！ 米ぬかたれ・ソース
ねぎだれ …… 62
みそだれ／ごまだれ …… 63
ラー油だれ …… 64
おろしぽん酢／オニオンソース …… 65
サルサ風ソース／香ばしマヨヨーグルト …… 66
ハニーピーナッツ／きな粉バター …… 67
料理の風味が倍増する 米ぬかミックス調味料
黄色食材＋米ぬかパウダー
カレー粉／粉チーズ …… 68
しょうが／きな粉／からし／粒マスタード …… 69
赤食材＋米ぬかパウダー
七味唐辛子／トマトケチャップ …… 70
黒食材＋米ぬかパウダー
黒こしょう …… 70
白食材＋米ぬかパウダー
にんにく／塩／すり白ごま …… 71
緑食材＋米ぬかパウダー
山椒／抹茶／青のり／ハーブミックス …… 72
茶食材＋米ぬかパウダー
ココア／シナモン／だし（粉末） …… 73

かける、混ぜるでヘルシー度アップ！
米ぬかちょい足しレシピ

もうひと品ほしいときに！
豆腐／納豆 …… 74
黒豆／もずく／キムチ …… 75

スイーツやおつまみにも
カフェオレ／はちみつヨーグルト／アイスクリーム …… 76
クリームチーズ　3種 …… 77

白いごはんによく合う　米ぬか入りふりかけ
おかかふりかけ …… 78
さけフレーク …… 79
たらこチーズ／韓国風のりふりかけ …… 80
鶏そぼろ …… 81

column 毎日、米ぬかライフ❶
朝食は米ぬかパウダーの腸活からスタート …… 82

PART 3
やせる！ 米ぬか健康レシピ

主食
ささみのふわとろ親子丼 …… 84
チキンと根菜の腸スッキリカレー …… 85
ふわふわ米ぬかチヂミ …… 86
脂肪燃焼豚キムチチャーハン …… 87
ヘルシー卵サンド …… 88
えびとアスパラときのこの米ぬかグラタン …… 89
ひき肉とピーマンの焼きうどん …… 90
魚介と青じその米ぬかペペロンチーノ …… 91
きのこのほっこり炊き込みごはん …… 92
香ばしたい茶漬け …… 93

column 毎日、米ぬかライフ❷
米ぬかパウダーをかけるだけで、健康ランチに …… 94

おかず
きのこのヘルシースパニッシュオムレツ …… 96
鶏肉と大根の照り煮 …… 97
血流改善トマトの麻婆豆腐 …… 98
おなかスッキリ山椒ぎょうざ …… 99
かぼちゃのスコップコロッケ …… 100
サーモンの若返り香味フリット …… 101

れんこん米ぬかハンバーグ …… 102
ぶりの照焼き　バルサミコソース …… 103
鶏肉とにらの炒めもの …… 104
厚揚げのこってりみそマヨ炒め …… 105

副菜

生ハムとレモンのさっぱりポテトサラダ …… 106
ほうれん草とにんじんのナムル …… 107
アボカドとマグロの米ぬかあえ …… 108
じゃことごぼうのきんぴら …… 109
わかめとちくわのさわやか梅酢あえ …… 110

column 毎日、米ぬかライフ③
間食にも米ぬかパウダーをふりかけて！
混ぜて！ ダイエット効果アップ …… 111

column 毎日、米ぬかライフ④
夕食の米ぬかパウダーで
1日のデトックスと翌日の元気補給！ …… 112

汁・スープ

おなかスッキリ豚汁 …… 114
わかめかき卵汁 …… 115
野菜たっぷりミネストローネ …… 116
デトックスれんこんポタージュ …… 117
肉だんごのボリューム中華スープ …… 118

column 毎日、米ぬかライフ⑤
米ぬかを食べてゴミを減らし、
地球のエコ活！ …… 119

おやつ

りんごとにんじんの豆乳米ぬかスムージー …… 120
ココア蒸しケーキ …… 121
米ぬかバナナヨーグルトアイス …… 122
米ぬか白玉あずき …… 123

column
食べる以外にも大活躍！
まだまだある米ぬかの使い方

洗顔／スキンケア …… 124
ヘアケア／歯みがき／
入浴剤・消臭剤／そのほかにも …… 125

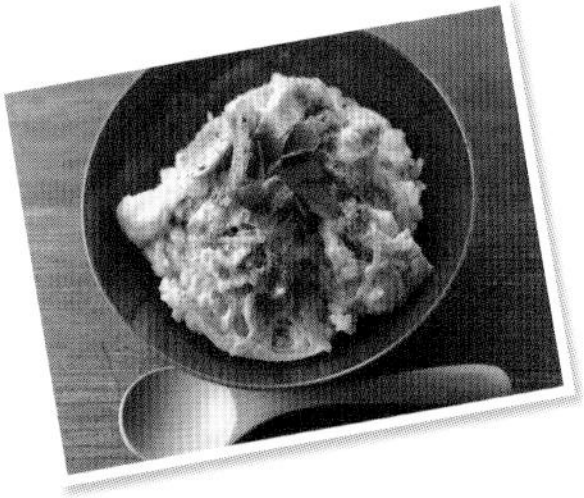

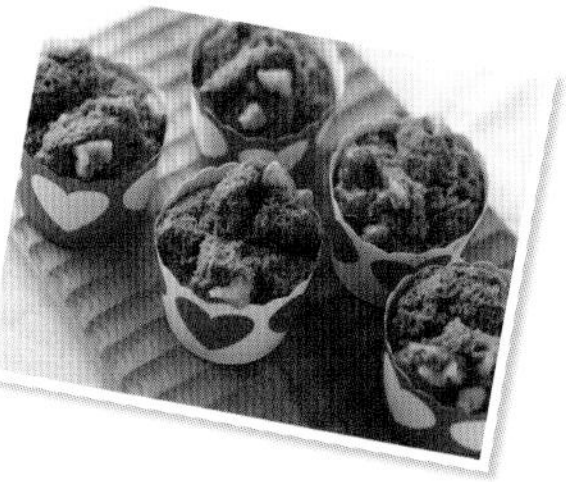

PART 1

すごい！米ぬかのダイエット＆健康効果

米ぬかを食べると無理なくやせて、腸内環境が改善され、免疫力もアップ。さまざまな栄養素のほか、高い抗酸化力があなたの健康をサポートします。

なぜ米ぬかが最強のダイエットサプリなのか？

米ぬかとは、玄米を白米にするときに出る粉のことです。玄米の表面近くにある胚芽やぬか層、その下にある亜糊粉《あこふん》層などを削り取ったものが、米ぬかになります。米ぬかの割合は、玄米1粒に対して10％程度で、残った部分が一般的に食べられている白米です。（P6参照）

玄米の栄養成分のうち約95%が、米ぬかにあるといわれています。その米ぬかには、マルチ栄養といっても過言ではないほど、さまざまな栄養成分が含まれています。これほど多種類の栄養価に富む食品はあまり例がありません。

その栄養素は、どれも体の不調を改善する効果やアンチエイジングなどの効果が期待でき、結果的に**脂肪が燃えやすい体となるためダイエットに「最強」なのです。**

米ぬかには食物繊維が多く含まれているため、摂取すると腸内環境が整って、便秘も解消されます。免疫力が高まるほか、ダイエットや美肌効果にもつながります。また、コレステロール値を下げて血行を促進したり、老廃物を排出する働きも活発になるので、**体の代謝がアップしてやせやすい体に変化します。**

米ぬかの栄養は大きく分けて食物繊維、ビタミンB群やE、そしてミネラルになり、含まれていないのはビタミンCだけといわれています。さらにイノシトール、γ－オリザノール、フィチン酸、アラビノキシランなど多くの有効成分も含まれています。

これを煎って**食事に加えるだけで、ダイエットや健康の効果も大きくなります。**つまり「最強のダイエットサプリ」といえるのです。

玄米のおよそ95%の栄養成分が米ぬかに！

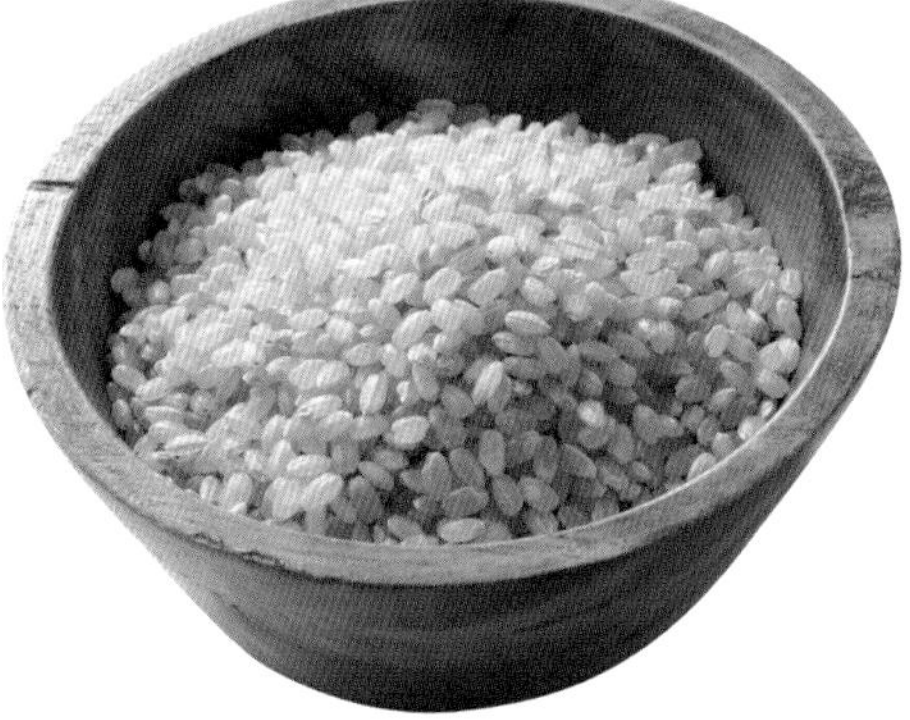

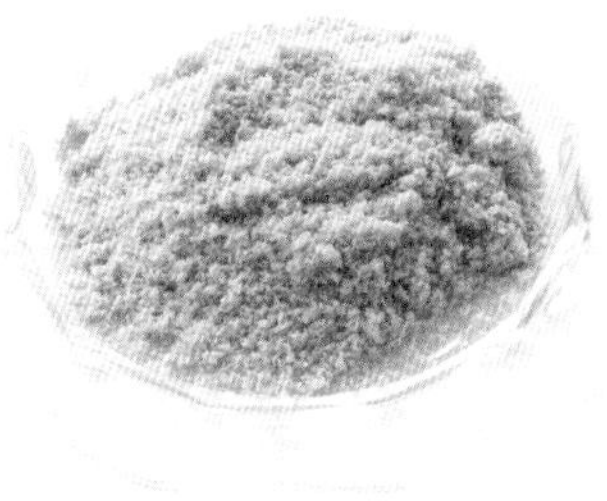

理由1

たっぷりの食物繊維による
デトックス効果がすごい

体内にたまったり滞っていたりする老廃物を、汗や尿、便などで体外に排出することをデトックスといいます。

デトックス効果で一番期待できるものは、腸内環境を整えること。腸がきちんと整備されれば便通が改善されて代謝も高まり、むくみや冷えなども解消されるのです。それにより、余分なものが体外に出ていきます。体内に余分なものがなくなれば、脂肪もエネルギーとして燃えやすくなり、よりダイエット効果も高まります。

デトックスを促進するには、食物繊維の多い食品を多くとることです。このとき、加熱に強い不溶性食物繊維を多く食べるようにします。この条件を満たしているのが、米ぬかです。

さらに米ぬかに含まれているＧＡＢＡは自律神経を整えるため、腸の活性化には必要不可欠です。自律神経が乱れると消化吸収の働きが落ちてしまうため、デトックスをさまたげることにもなります。

理由2

多種類の栄養成分による健康効果がすごい

米ぬかの健康効果は目を見張るものがあり、多種多様な栄養成分の効果で、健康診断で注意されがちな、さまざまな症状を改善することができます。

一番に期待できるのが、食物繊維によるダイエット効果です。肥満を解消することにより、糖尿病や高血圧、心疾患、脳疾患などのリスクも減ってきます。

また強い抗酸化作用のあるフェルラ酸、γ-オリザノール、フィチン酸、植物ステロール、イノシトール、ビタミンＥなどの効果で**コレステロールや中性脂肪も低下し、生活習慣病の予防にも力を発揮します。**

さらにストレスをやわらげる効果のあるＧＡＢＡは、**自律神経を整えて精神的な安定をもたらすだけでなく、興奮をしずめて血圧を下げる働きが期待できます。**

ぜひ米ぬかパウダーを食事にプラスして、健康を手に入れましょう。

理由3

ほぼすべての栄養成分を含む、完全食品

そもそも米ぬかのもととなる玄米は、食物繊維、ビタミンB_1やビタミンＥ、ミネラル、食物繊維がふんだんに含まれていて、ほかに聞き慣れないγ－オリザノールやフィチン酸、フェルラ酸、ＧＡＢＡ、イノシトールなどの有効成分も加わります。

　これらの**ほとんどが米ぬかに多く存在する**ため、食べにくい玄米をがまんして食べるよりも**米ぬかパウダーで摂取するほうが食べやすく、長続きします。**食事とともに継続摂取することは、ダイエット、免疫力アップ、生活習慣病やがん、認知症の予防、整腸作用、美肌効果など、健康を維持する上でも大切です。

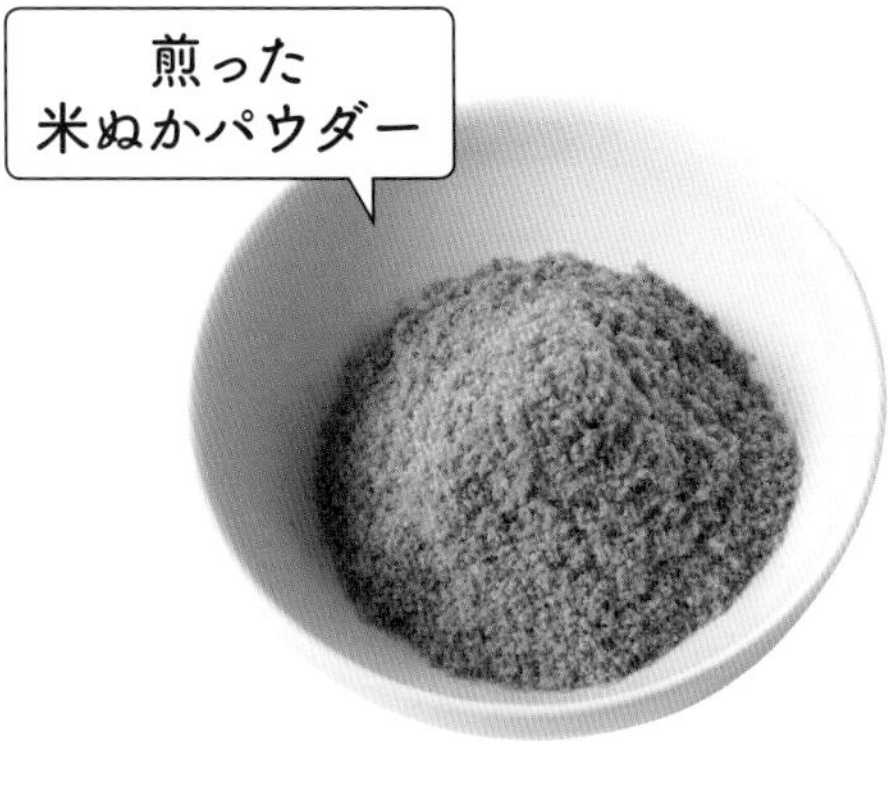

米ぬか100gあたりの栄養成分

エネルギー(kcal)	たんぱく質	アミノ酸組織によるたんぱく質	炭水化物	食物繊維総量
kcal/100g	g/100g	g/100g	g/100g	g/100g
412	13.4	10.7	48.8	20.5

カルシウム	マグネシウム	鉄	ビタミンB_1	ナイアシン
mg/100g	mg/100g	mg/100g	mg/100g	mg/100g
35	850	7.5	3.12	34.6

参考資料：日本食品標準成分表2015年度版(7訂)より

玄米の有効成分の約95％は米ぬかに含まれる！

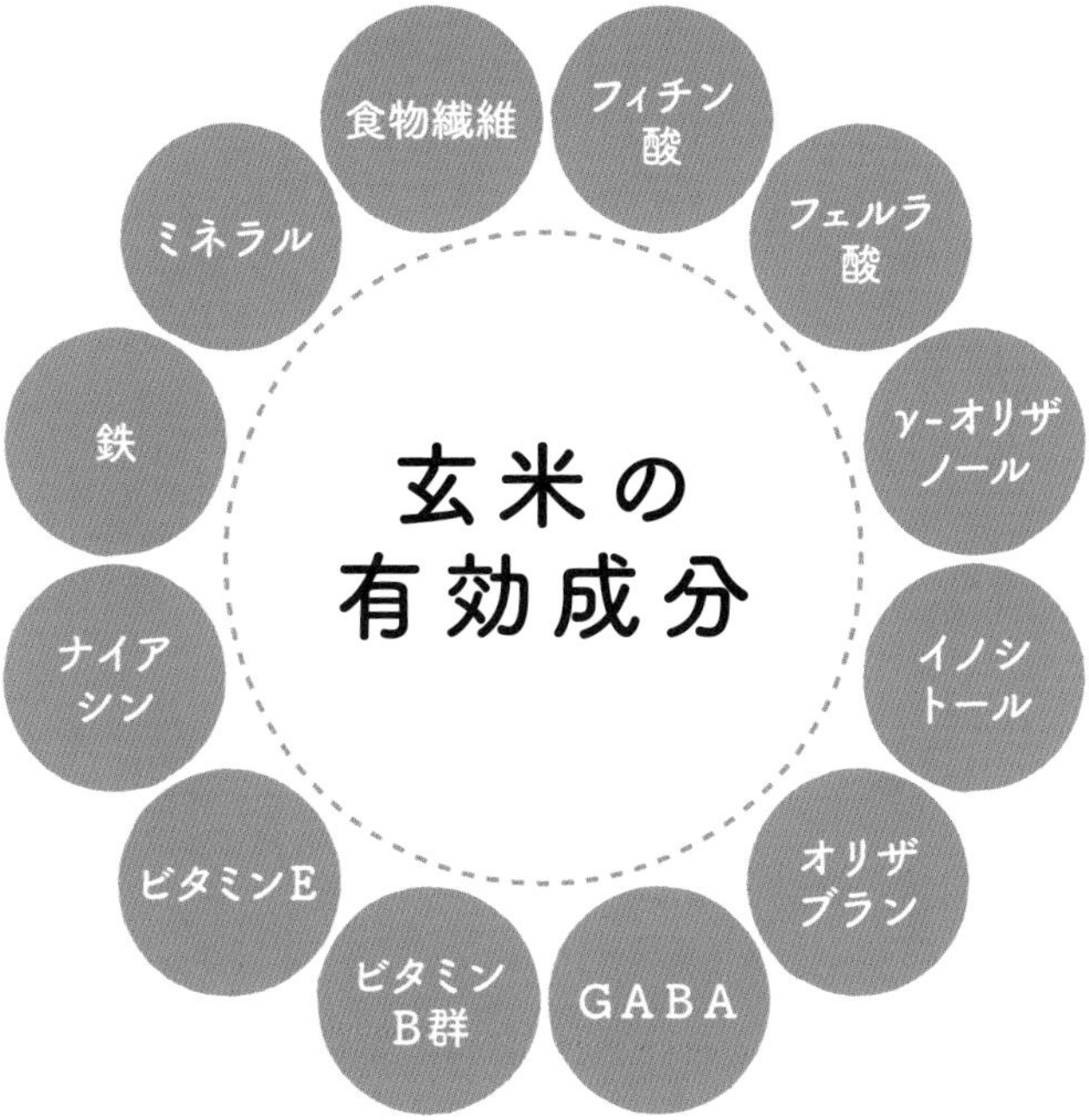

米ぬかに多く含まれる

有効成分

フェルラ酸

米ぬか特有のポリフェノールで、γ-オリザノールから抽出されます。抗酸化作用が強く、紫外線による肌トラブル、脳の機能改善にも効果的です。

期待効果 **血圧や血糖値の降下作用、記憶力向上、美肌効果**

フィチン酸

米ぬかなど穀類や豆類の外皮に多く含まれる成分です。強い抗酸化作用で、老化、生活習慣病の予防効果があります。

期待効果 **動脈硬化予防、コレステロール値や肝機能の改善**

γ-オリザノール

米ぬかの脂質に含まれる特有の成分。強い抗酸化作用を持ち、コレステロールの吸収を抑えます。血行を促す効果で、肩こりや眼精疲労の回復にも有効。

期待効果 **コレステロール値の低下、血行促進、疲労回復**

GABA

別名はγ-アミノ酪酸《らくさん》といい、脳や脊髄《せきずい》で働くアミノ酸。体内で神経伝達物質として働き、脳の興奮を抑えてリラックスさせ、ストレスを緩和させます。

期待効果 **自律神経安定、降圧効果、リラックス、安眠**

イノシトール

穀物のぬかや豆類に豊富な水溶性のビタミンの一種で、別名「抗脂肪肝ビタミン」。肝機能やコレステロール値の改善、血流を促進する効果があります。

期待効果 **肝機能改善、血行促進、コレステロール値の低下**

植物ステロール

植物の細胞膜を構成するファイトケミカルの一種。コレステロールが小腸から吸収されないように働き、心疾患や血行障害を改善します。

期待効果 **コレステロールや中性脂肪値の低下、動脈硬化予防**

オリザブラン

古くから漢方薬として知られていた米ぬかに含まれる水溶性の多糖類で、血糖値を下げる作用があります。保水力が高いため、肌の若返り効果もあります。

期待効果 **糖尿病の予防や改善、肌の保湿効果、肌荒れ予防**

理由 4

ふくらむ食物繊維で食欲を抑える

ダイエットで空腹をがまんすることほど、つらいものはありません。つらいと感じた時点でストレスとなり、継続するのが難しくなってきます。

しかし煎った米ぬかを食事に加える方法なら、自然なダイエットが可能です。

米ぬかには**不溶性の食物繊維が多く含まれていますが、これには、水を吸って量が増えるという特徴があります。**

つまりダイエットで食事の量を減らしたいときに、米ぬかパウダーはうってつけの食品といえます。あわせて大腸を刺激し、排便をスムーズにする利点も加わります。

水分の多い料理や食品にプラス!

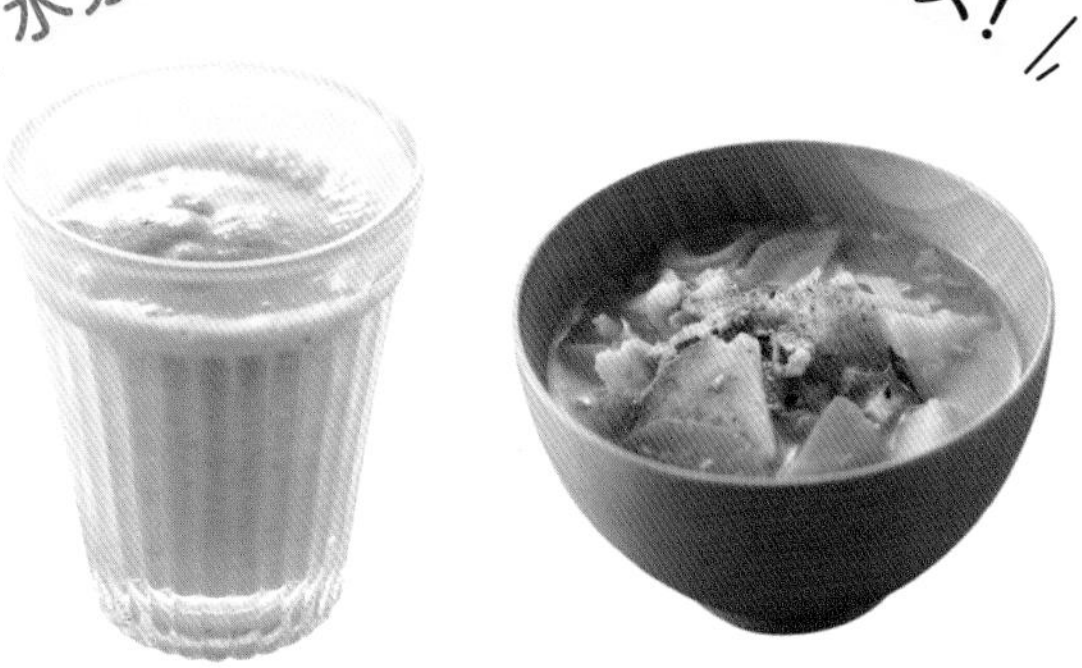

理由
5

簡単！アレンジが自在にできる！

米ぬかパウダーは**煎って香ばしくするので、ぬか本来の臭みを感じることはありません。**その香ばしく甘い風味は、きな粉にも似ています。

料理に加えても味を邪魔することなく、むしろコクを加えてくれるすぐれものです。

さらに**パウダー状なので料理になじみやすく、とても食べやすいというのもうれしい特長です。**トッピングなどの場合は少し口に残りますが、慣れれば気になりません。

和、洋、中、エスニックとどんな料理にも相性がよく、ランチタイムなどで市販のお弁当やお惣菜にふりかけるのもおすすめです。スイーツやおやつにまぶすと、意外にも甘味や塩味をやわらげて、やさしい味わいになります。

特に唐揚げやポテトチップスなどにふりかけると、米ぬかパウダーが油脂分を吸い取って、パリパリッとした口当たりを楽しめます。

煎った米ぬかパウダーは新しい調味料感覚で使えます！

ダイエット効果だけじゃない！
米ぬかのすごい健康効果

米ぬかには豊富な食物繊維やビタミン類、ミネラル類などの栄養成分が、バランスよく含まれています。なかには日ごろあまり耳にしない成分もありますが、**うれしい健康効果が見込めます**。

米ぬかに含まれる栄養成分は加熱しても失われることがないため、煎って保存しておくことが可能です。食べて体内に摂取することでさまざまな栄養効果が生まれるので、いろいろな食品にかけて試してみましょう。

食物繊維が豊富なので、ダイエット効果と腸内環境を整える効果は強力です。余分な糖質や脂質が排出され、善玉菌が増えて腸内環境が整うと、免疫力も高まります。強力な抗酸化作用のある成分などにより、血糖値や血圧、コレステロールなどの数値が下がるので、**やせながら健康な体づくりができます**。米ぬか毒だしダイエットは、煎った米ぬかパウダーがあればすぐにでもスタートできる、ダイエットと健康を両立させる方法です。

米ぬかの最強効果⑩

1. ダイエット
2. 便秘解消、免疫力アップ
3. 抗酸化作用で体の細胞を正常化
4. 血管強化
5. 血糖値を改善
6. 自律神経の安定
7. 認知症予防
8. 美肌効果・アンチエイジング
9. 貧血予防
10. 薄毛予防

※効果には個人差があります。

最強効果①

ダイエット

豊富な食物繊維でおなかスッキリ。善玉菌の働きで太りにくい体質に

米ぬかの栄養素のうち、昔からよく知られていたのが食物繊維です。食物繊維とは人間の体では消化できない物質の総称で、おもに植物の細胞壁にあるセルロースなどです。研究が進む前は便秘の改善くらいしか効能が知られていませんでしたが、近年になってから腸内細菌が食物繊維をエサとして分解することが知られるようになり、**腸内環境の改善や生活習慣病の予防などに役立つ**といわれるようになりました。

食物繊維が便秘の改善に役立つ仕組みは、腸内で水分を吸収してふくらむ性質によります。これにより腸の働きが活発になり、ダイエットの大敵となる便秘を解消します。

また、食物繊維がふくらむことで満腹感が得られるため、食事量が減らせるという効果もあります。これもダイエットに有効です。

さらに、腸内の善玉菌のエサとなることで、**脂肪の蓄積を防いだり、代謝を促進して太りにくい体質になる**ことが期待できます。

最強効果❷
便秘の解消

善玉菌を増やし腸内環境を良好に。免疫細胞も活発になり代謝もUP

米ぬかの**不溶性食物繊維は、100gあたり18・3gも含まれています**。その量は不溶性食物繊維が多いとされるごぼうの約３・６倍、しいたけの約５・９倍、さつまいもの７・３倍と、驚異的な多さです。

米ぬかにたっぷり含まれる食物繊維は、腸内細菌によって分解されます。腸内には善玉菌と悪玉菌、この２つの増加しているほうに味方する日和見菌《ひよりみきん》の３種類があります。これらの菌のうち、善玉腸内細菌のエサに食物繊維がなると、腸内環境が改善されて、**免疫細胞が活発になることにより、免疫力がアップします**。これは人の免疫細胞の７～８割が、腸内で生きているためです。

活発になった免疫細胞は代謝を促し、体内に滞っていた血液やリンパ液の流れを向上させます。また、便秘の解消や免疫力のアップは、ダイエットのさまたげとなる冷え性の改善にも効果を発揮します。

最強効果③

抗酸化作用

米ぬかの強い抗酸化パワーで、コレステロールを低下させる

体内に入った酸素の一部は強い酸化力を持つ活性酸素となり、細胞にダメージを与えて病気の一因になります。この活性酸素を減らす働きを、抗酸化作用といいます。

米ぬかに豊富に含まれる天然ポリフェノールのフェルラ酸やγ-オリザノール、若返りのビタミンとも呼ばれるビタミンEは、どれも強い抗酸化作用を持っています。また血管を丈夫にして、動脈硬化を予防します。

フィチン酸には抗酸化作用とともに抗脂肪肝作用があります。肝機能を高め、がんに対する効果も期待されています。

一方でフェルラ酸、γ-オリザノールやビタミンEには、活性酸素が増加した場合の酸化から細胞を守る効果があります。また米ぬかの植物ステロールは、コレステロールの吸収を抑え、コレステロール値を低下させます。

米ぬかを食べて活性酸素が減れば、老化に歯止めがかかり、生活習慣病やがんの予防にもつながります。

最強効果④

血管を強化

米ぬか成分で血管をやわらかくし、生活習慣病のリスクを減らす！

脂肪の多い食事や加齢などにより、余分なコレステロールが動脈にたまり、血管が狭くなって硬くなる状態を「動脈硬化」と呼びます。さらに進行して、血液の滞りが起これば「高血圧」となり、「心筋梗塞」「脳梗塞」などの怖い病気を発症する可能性が高くなります。

これを予防するには、体内でコレステロールを作らないことです。それには米ぬかに含まれている栄養成分が役立ちます。

わたしたちの体内にもある**天然アミノ酸の一種であるGABA（γ-アミノ酪酸）や植物ステロールには、血中コレステロール値が高くなるのを抑える働きがあります。特にGABAは高血圧を防いで、血圧を下げる効果があります。**

米ぬかのγ-オリザノールやビタミンEは抗酸化作用が強く、コレステロールが体内に吸収されるのを防ぎ、活性酸素から体を保護する働きをします。フィチン酸は血液をサラサラにすることで、血流を促します。

最強効果⑤
血糖値を改善

米ぬかでGI値を抑えて、糖尿病の進行をストップさせる

血液中の血糖が多い状態が続いて血糖値が高くなる糖尿病は、食事や運動不足、肥満などが大きな原因です。放っておくと心臓病や脳疾患、さらにがんなどのリスクも高まります。

予防や治療の基本は、糖質を抑えた食事と運動を続けて、ダイエットをすること。特に食事は重要で、食後の血糖値の上昇を緩やかにするＧＩ値の低い食品を選んでとるようにします。

ＧＩ値の低い食品ほど、炭水化物の吸収が遅くなるため、食後の血糖値は上がりにくくなります。その点で食物繊維の多い玄米は、白米に比べてＧＩ値が低めです。さらに**米ぬかパウダーであればより効果的にGI値を抑えられるので、血糖値をコントロールする食事には最適です。**

米ぬかに含まれるγ-オリザノールには、インスリンの分泌を促して血糖値を下げる効果があります。フェルラ酸の強い抗酸化作用も、血糖値を下げるのに有効です。

最強効果❻
自律神経の安定

脳の興奮を抑えてリラックス！自律神経を整えてストレスも解消

わたしたちが普段意識していない、呼吸や血流、代謝、体温などをコントロールしているのが、自律神経です。

自律神経には体を緊張させる「交感神経」と、リラックスさせる「副交感神経」があり、それぞれがバランスよく働くことで、健康的で快適な生活が送れます。前者が優位になると疲労やイライラが増え、ストレスを感じるようになります。

米ぬかには**自律神経の症状を緩和するビタミンB群が多い**ので、緊張が高まったときに食事に取り入れると有効です。

GABAは、体内で神経伝達の役目を担う成分。脳の興奮を鎮静させて、ストレスをやわらげる働きもあります。そして**γ－オリザノールが自律神経の働きを助け、症状の改善に力を発揮します。**

自律神経が整うと、精神の安定やリラックスが得られ、さらに肩こりや腰痛、眼精疲労などの改善も期待できます。

最強効果❼
認知症予防

米ぬかの栄養成分で脳の働きを向上させ、幸福寿命を延ばす

人生１００年時代といわれ、誰もが長生きの可能性が大きくなってきています。しかし、せっかく長生きするのであれば、認知症などと無縁の健康で楽しい「幸福長寿」であるのがうれしいですよね。

そもそも認知症とは、脳が萎縮して記憶力、注意力、言語機能、感覚機能などが低下してしまう症状。原因や治療法は確立されていませんが、**米ぬかに含まれている「フェルラ酸」「γ-オリザノール」「ＧＡＢＡ」に改善効果が期待できるといいます。**「γ-オリザノール」や「ＧＡＢＡ」は、記憶をコントロールする脳内の海馬の働きを高め、認知症予防に効果的との報告があります。

そして認知症の一種の「アルツハイマー型認知症」は、たんぱく質のひとつであるアミノロイドβが脳内に蓄積され、そのときに脳に作られる〝老人斑〟というシミが神経細胞にダメージを与えることが原因。米ぬかに含まれる「フェルラ酸」には、その蓄積を抑える効果があるとされています。

最強効果⑧ 美肌効果

米ぬかを食べて体の中から、美肌とアンチエイジング

米ぬかには、美肌効果をアップさせる栄養成分も含まれています。もともと米ぬかを基礎化粧品がわりに使う方法が昔の日本にはありました。米ぬかを体内に取り入れることで、体の内側からも美肌やアンチエイジング効果が実感できるのです。

肌の中に過剰な活性酸素が生成されると、一気にシミやシワが増えてしまいます。**米ぬかは抗酸化力にすぐれた食品なので、活性酸素を減少させ、肌を良好な状態に改善します。**

米ぬかのビタミンEの働きも大きく、食事で肌の血行がよくなると、新陳代謝もスムーズになります。そうなると老化した角質が取り除かれて、ツヤとハリのある美肌が復活します。

肌には紫外線などの刺激により、メラニン色素が生成されますが、これがシミの原因となります。米ぬかに含まれる「γ-オリザノール」には、メラニン色素の生成を抑える効果があります。

最強効果❾
貧血予防

米ぬかの豊富な鉄分で貧血を改善し、血色のよいキレイやせ！

貧血は、血液中の赤血球やヘモグロビンが低下する症状のことです。貧血でヘモグロビンが減ると、全身に十分な酸素が行きわたらなくなってしまいます。

貧血の症状としてもっともわかりやすいのは、顔色がさえなくなること。さらに目まいやふらつき、体の冷えばかりか、気力の低下なども感じやすくなります。

貧血の大きな要因は鉄分の不足です。成人男性で1日7mg、月経があり、妊娠中でない成人女性で1日10・5mgの鉄を摂取する必要がありますが、現代人はこれが足りていません。そこで活躍するのが米ぬかです。米ぬかには100gあたり7・6mgと**鉄分が豊富に含まれているため、鉄分の不足を補う食品としては、ぴったりといえます**。ただし、米ぬかには強力な毒だし力があるため、1日大さじ1～3杯を目安とし、食べすぎないようにしましょう。

鉄分の補給をサプリに頼っている人もいますが、米ぬかには鉄分以外の栄養素もたっぷり含まれていますから、サプリよりずっと優秀です。

郵便はがき

切手を
お貼りください

105-0003

（受取人）
東京都港区西新橋2-23-1
3東洋海事ビル
（株）アスコム

腸スッキリ！
米ぬか毒だしダイエット

読者　係

本書をお買いあげ頂き、誠にありがとうございました。お手数ですが、今後の出版の参考のため各項目にご記入のうえ、弊社までご返送ください。

<table>
<tr><td colspan="2">お名前</td><td>男・女</td><td>才</td></tr>
<tr><td colspan="4">ご住所　〒</td></tr>
<tr><td>Tel</td><td colspan="3">E-mail</td></tr>
<tr><td colspan="3">この本の満足度は何％ですか？</td><td>％</td></tr>
<tr><td colspan="4">今後、著者や新刊に関する情報、新企画へのアンケート、セミナーのご案内などを郵送またはE-mailにて送付させていただいてもよろしいでしょうか？
□はい　□いいえ</td></tr>
</table>

返送いただいた方の中から**抽選で5名**の方に
図書カード5000円分をプレゼントさせていただきます。

当選の発表はプレゼント商品の発送をもって代えさせていただきます。
※ご記入いただいた個人情報はプレゼントの発送以外に利用することはありません。
※本書へのご意見・ご感想およびその要旨に関しては、本書の広告などに文面を掲載させていただく場合がございます。

●本書へのご意見・ご感想をお聞かせください。

ご協力ありがとうございました。

最強効果⑩

薄毛予防

毛細血管を広げてツヤ髪復活！髪も若返り効果の大切なアイテム

加齢やダイエットで栄養が不足したり、代謝が落ちて血流が滞ってしまうと、薄毛や抜け毛など髪にもダメージが生じます。

髪の毛は毛根の先端にある〝毛乳頭《もうにゅうとう》〟が、毛細血管から栄養を補給して成長します。しかし血流が悪くなると〝毛乳頭〟まで栄養が届かず、毛頭細胞の働きが悪くなって髪の毛が抜けやすくなり、薄毛になってしまうのです。

血行を促進して抜け毛を防ぐには、米ぬかの「γ-オリザノール」のパワーを活用します。「γ-オリザノール」には血管を拡張する作用があるので、血液の流れをよくする効果が生まれます。また「ビタミンE」にも、毛細血管を広げる働きが期待できます。

髪の毛の成分はもともとたんぱく質ですから、肉や魚介、卵や大豆製品、乳製品に米ぬかパウダーを合わせると、薄毛や抜け毛を防ぐと同時に、丈夫でツヤツヤとした髪の毛がよみがえります。

米ぬか毒だし ダイエットのやり方

米ぬか毒だしダイエットは米ぬかを煎った米ぬかパウダーを、
ふだんの食事にパラパラとかけるだけでOK。
ここではもっとも簡単に摂取できる基本編を、ご紹介します。

基本編　いつもの白飯にふりかけたり、ざっくり混ぜるだけ

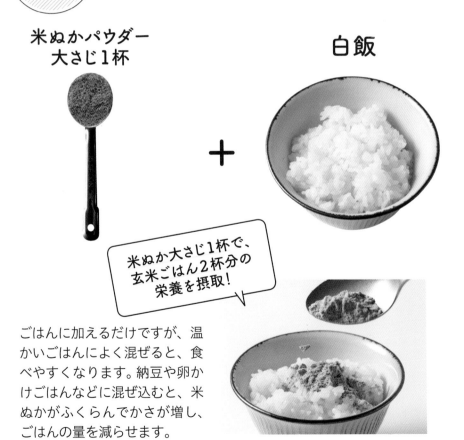

米ぬかパウダー
大さじ1杯

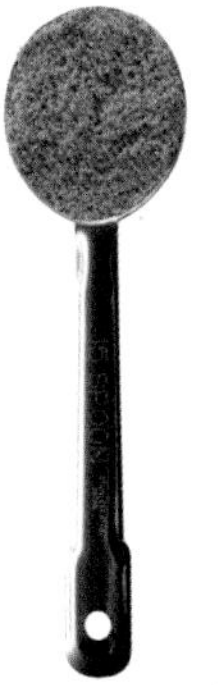

＋

白飯

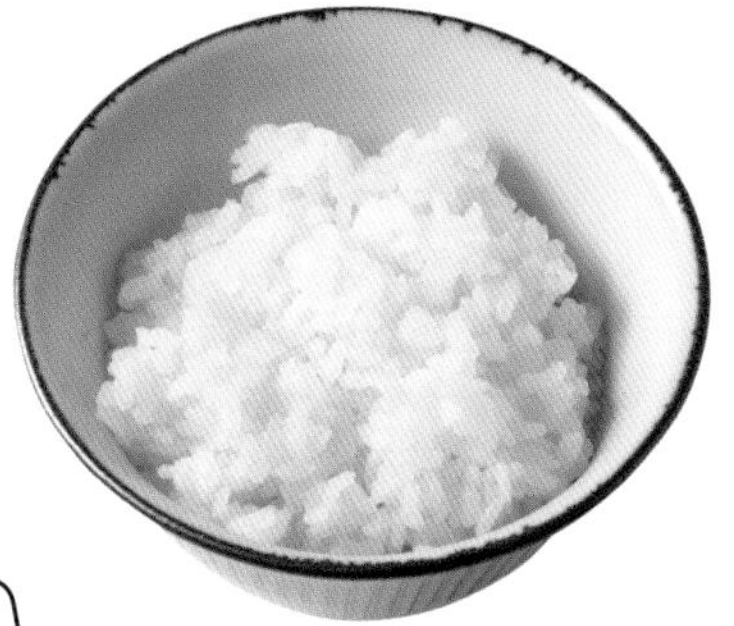

米ぬか大さじ1杯で、
玄米ごはん2杯分の
栄養を摂取！

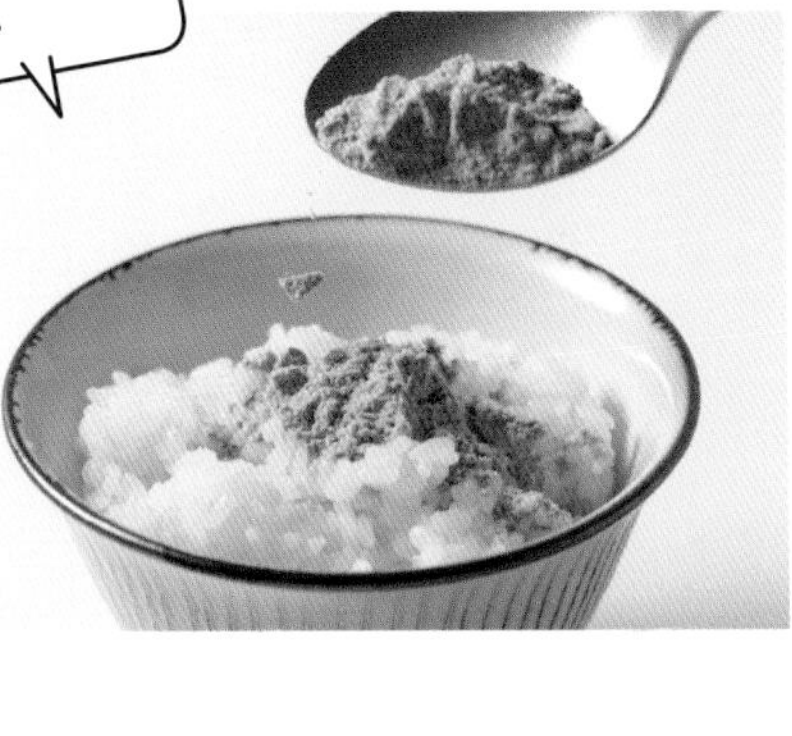

ごはんに加えるだけですが、温かいごはんによく混ぜると、食べやすくなります。納豆や卵かけごはんなどに混ぜ込むと、米ぬかがふくらんでかさが増し、ごはんの量を減らせます。

アレンジ編

汁ものやドリンクなどに加えて、溶かすだけ

米ぬかパウダー
大さじ1杯

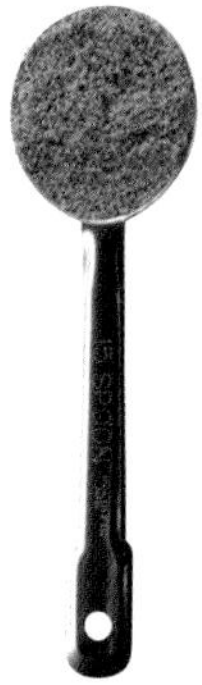

みそ汁やスープ、ドリンクなどに混ぜるだけ。摂取方法は手軽で、いつでも実践できます。香ばしさと甘みが加わり、味もアップ!

＋

米ぬかパウダーが混ざると、水分を含んで満腹効果もUP

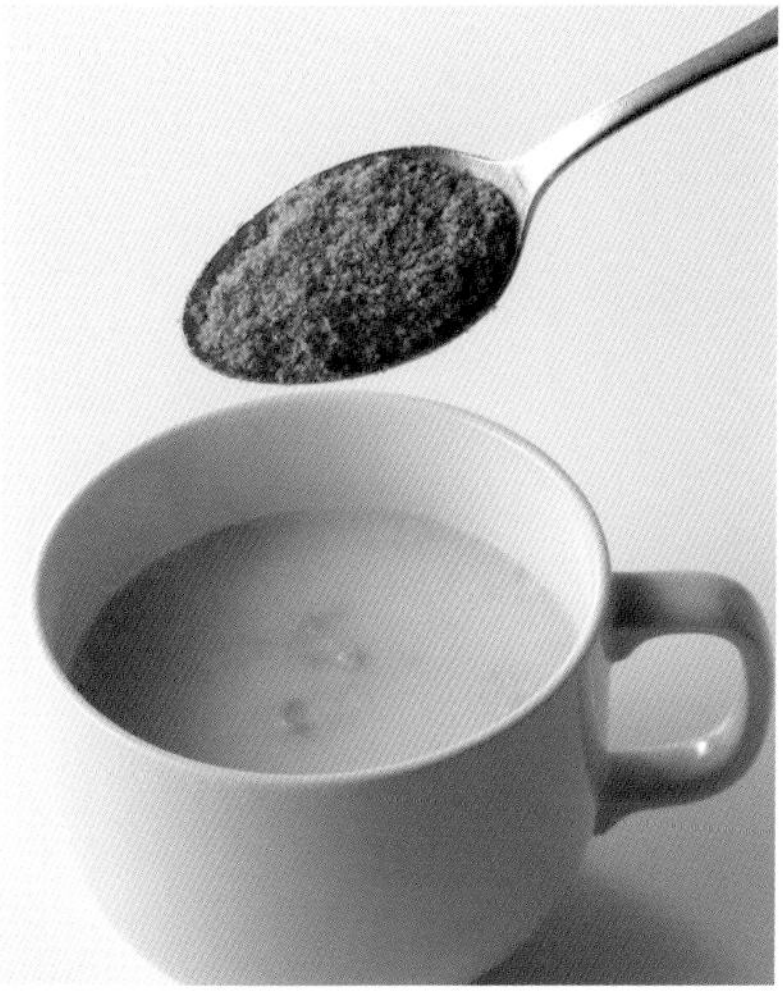

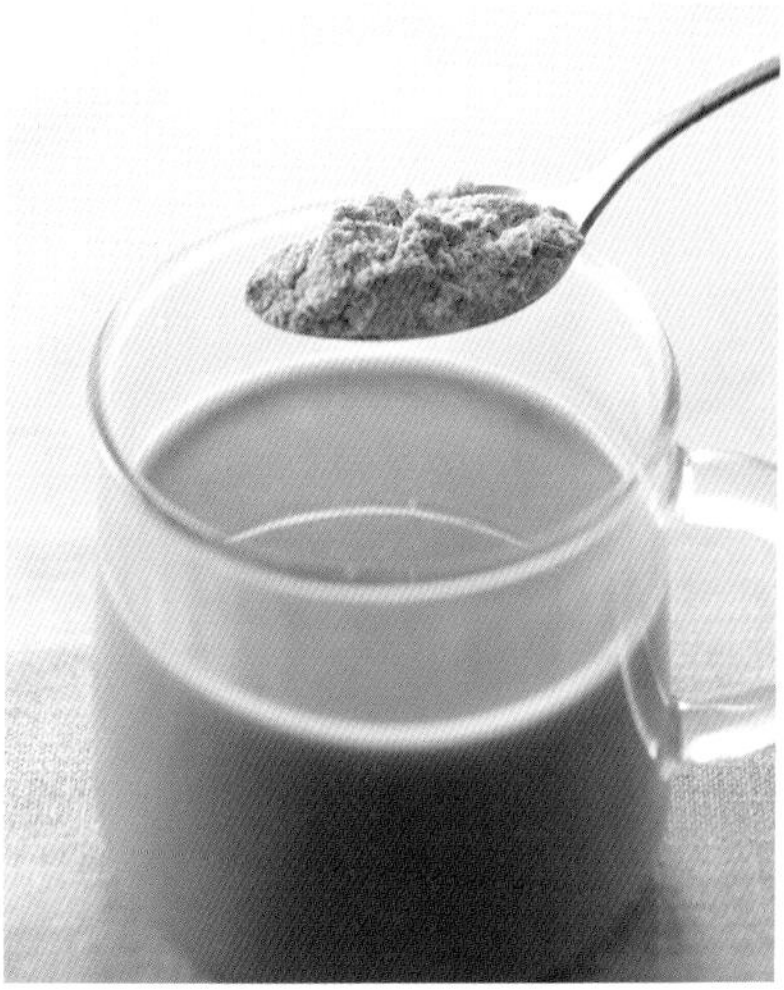

米ぬかパウダーの作り方

フライパンで米ぬかを煎ると、本来の香ばしさが倍増。
少し多めに作って保存しておくといつでも食べられ、
ダイエットや健康のバックアップ食材になります。

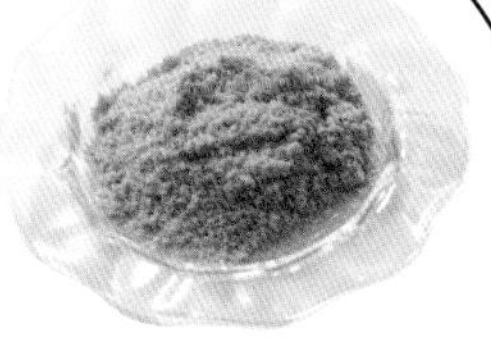

米ぬか
（100g程度）

1

フライパンに米ぬかを入れ、弱火で4～5分くらい混ぜながら煎る。

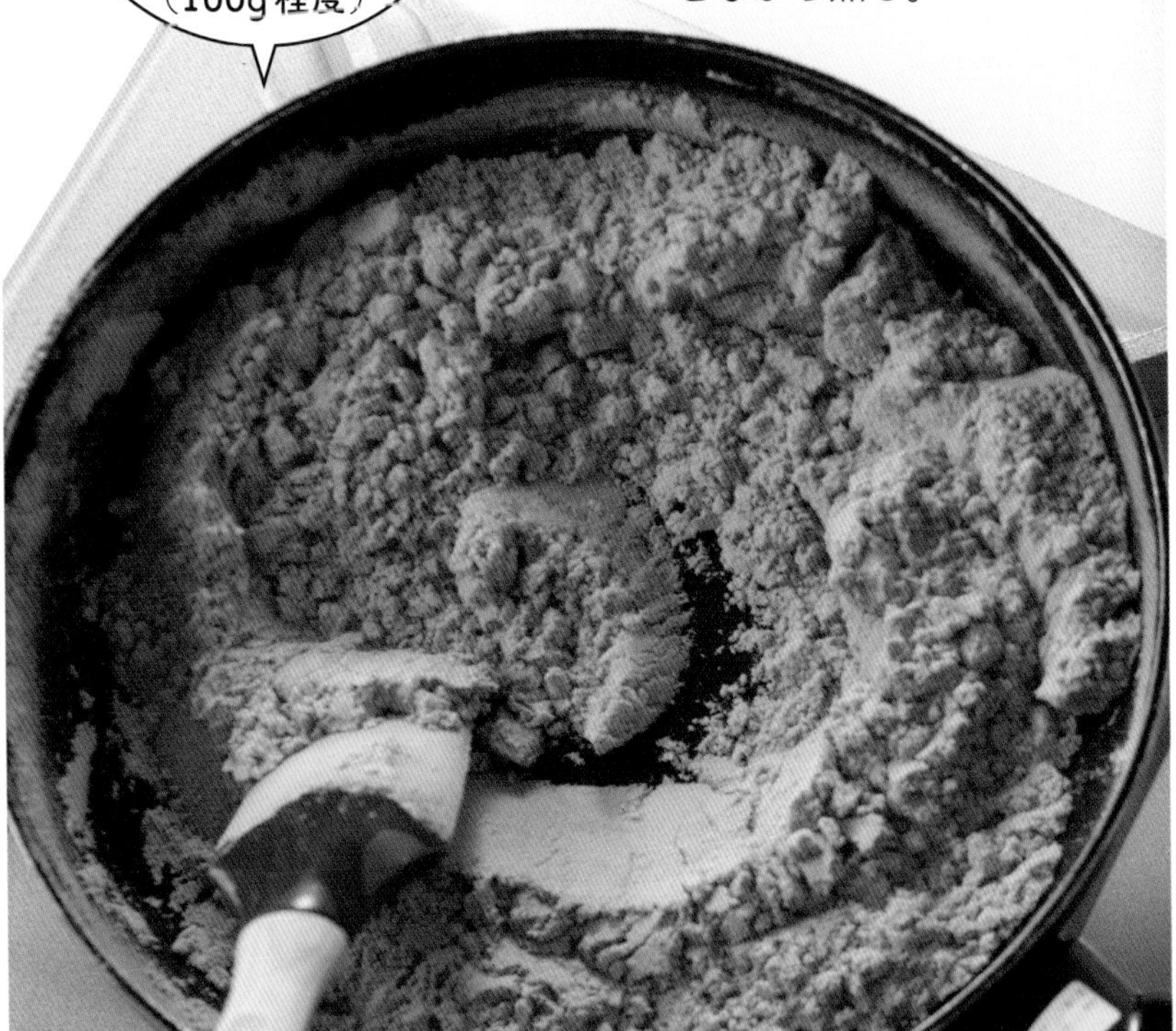

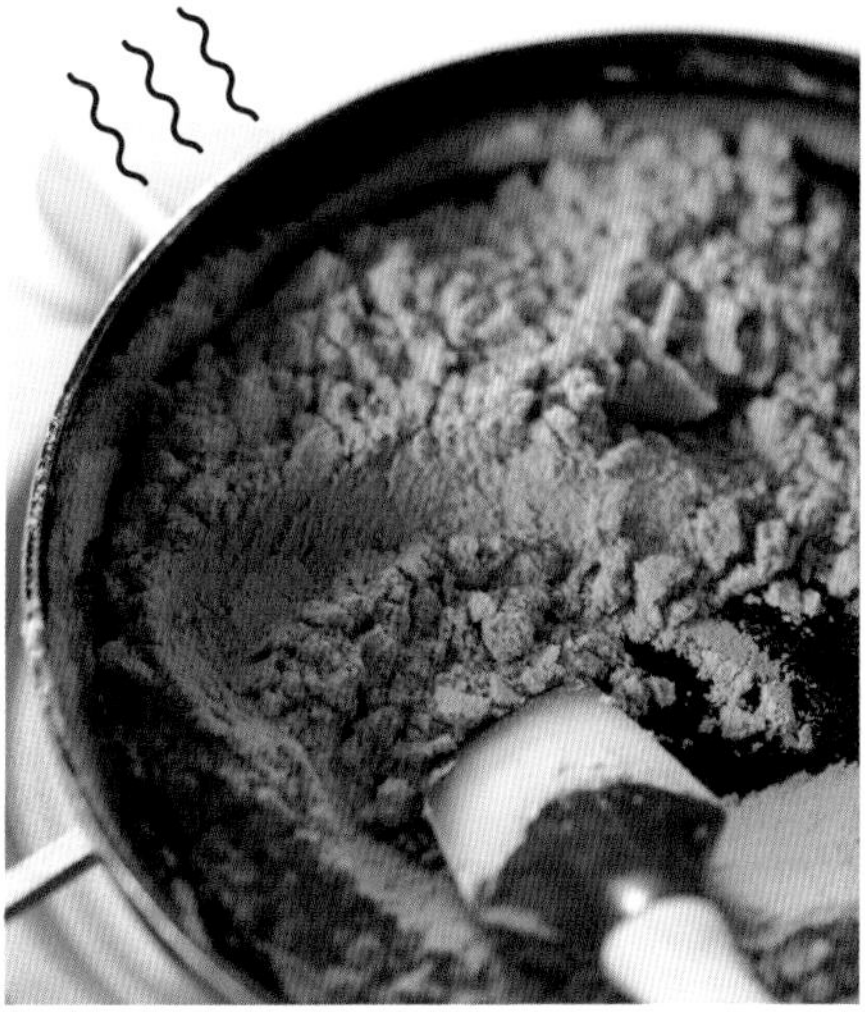

2

香ばしい香りがして、全体がきつね色になってきたら火を止め、バットなどに移し、粗熱をとる。

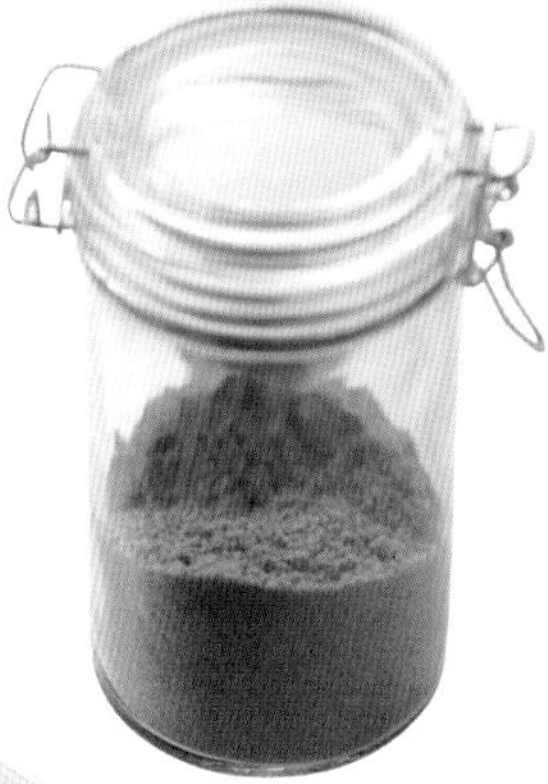

3

粗熱がとれたら、密閉できる保存容器に移し、冷蔵庫へ。冷蔵で1週間、冷凍で1カ月程度保存可能。

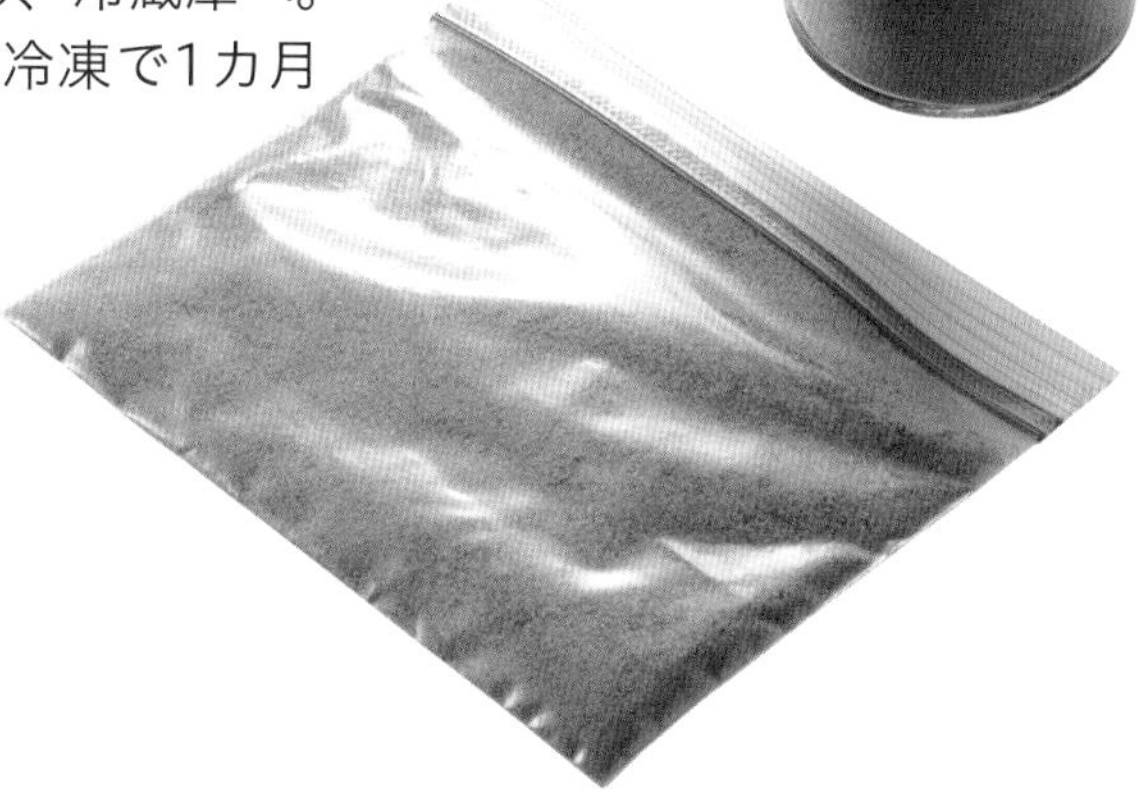

ご注意!

- ◉米ぬかは精製された「食用」を使用すること。
- ◉一度に作る量は、100g程度がおすすめ。

米ぬかパウダーの ダイエット活用術

米ぬかでダイエット効果を上げるための、
活用テクニックをご紹介します。
より効率的に摂取すれば、やせて健康になれます!

高い吸水力でかさ増し

米ぬかパウダーは、料理の水分を含むとかさが増し、食べ過ぎを防ぐ効果があります。水分を残したい料理は、煮汁やたれの量を多めにして、調整します。水分が多過ぎると、粘り気が出てしまうのでご注意を。

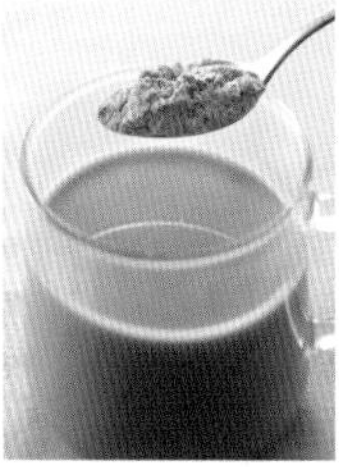

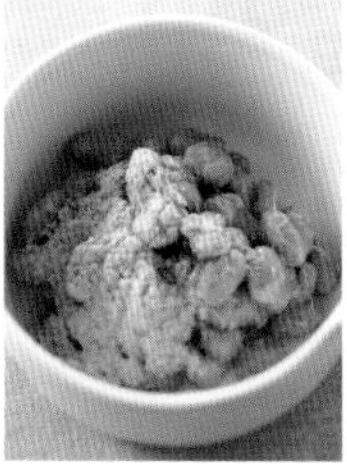

毎食&間食に少しずつ

米ぬかの豊富な食物繊維は、腸の働きを活発にしますが、一度に大量にとると、腸が弱い場合は便がゆるくなることも。何回かに分けてとると、スムーズに吸収されます。1日の摂取量は、大さじ1～3杯程度を目安に。

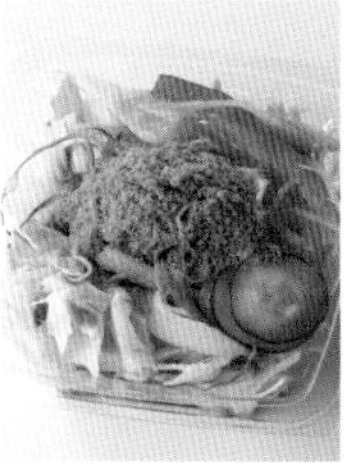

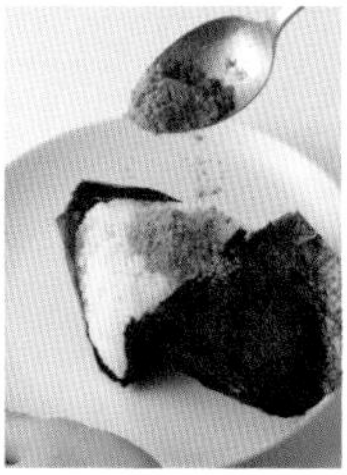

どんな調理法でも使用OK

米ぬかの栄養成分は、加熱によって損なわれません。長時間火にかけても、高温で加熱しても、ダイエットや健康維持に効果を発揮します。また冷蔵や冷凍保存など低温で保存しても、栄養はそのままです。

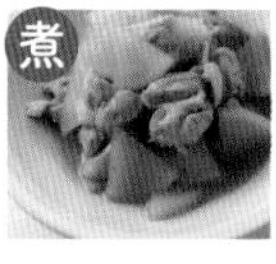

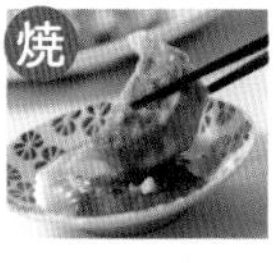

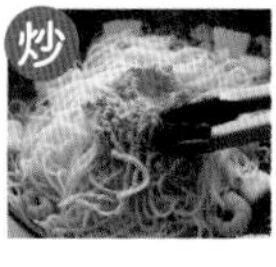

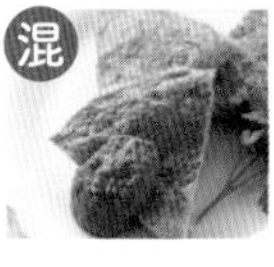

とろみ効果で片栗粉いらず

水分を多めに含むと米ぬかパウダーは、粘り気が出てきます。これを水溶き片栗粉や小麦粉のかわりに使うと、料理にゆるめのとろみがつき、やさしい口あたりに。糖質やカロリーカットにもつながります。

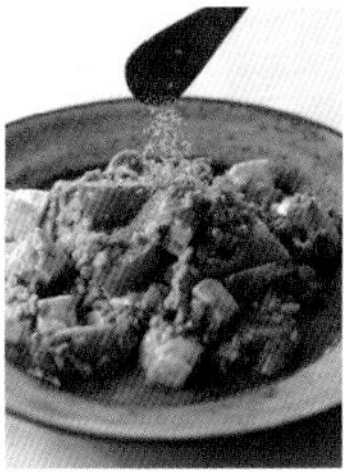
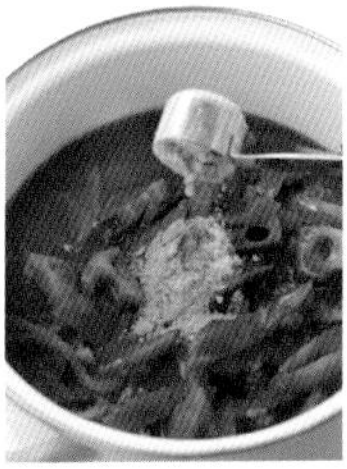

パラパラ食感をアップ

米ぬかを煎って作る米ぬかパウダーは、サラッとしています。ふりかけやチャーハンなどに加えると、少量でもよりパラパラな状態に。料理をおいしくしながら、豊富な栄養成分もプラスされるのです。

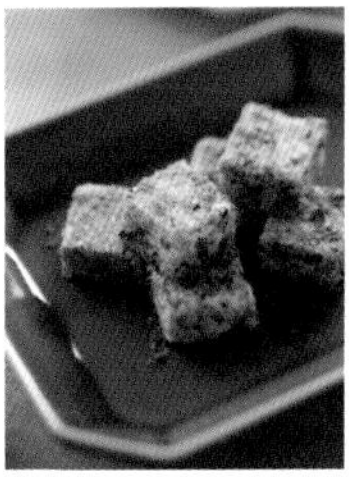
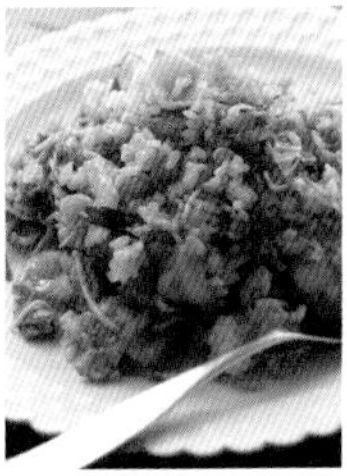

香ばしさを高める

煎った米ぬかは香ばしさと甘みが際立ち、まるできな粉のような風味。同時に生まれるかすかな苦みは、味の引きしめ役になります。和、洋、中、エスニック、お菓子、ドリンクと料理を選ばずに使えます。

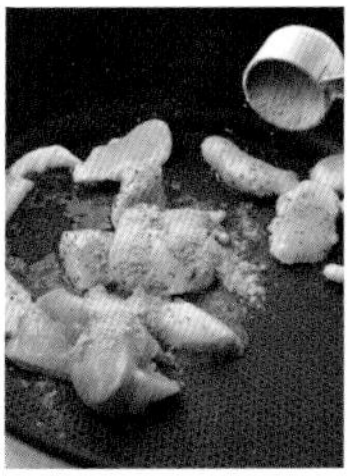
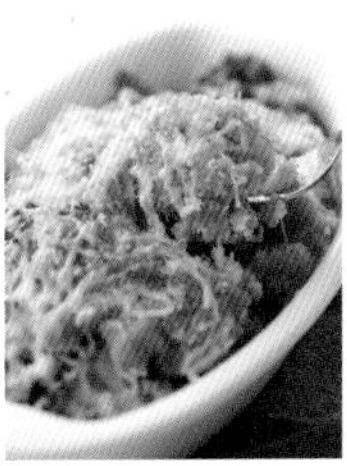

甘みをサポート

米ぬかには、本来持っている甘みがあります。このほのかな甘みを生かせば、砂糖やみりんなど糖分を含む調味料の量を減らすことができます。米ぬかの自然の甘みに慣れると、強い甘みが欲しくなくなります。

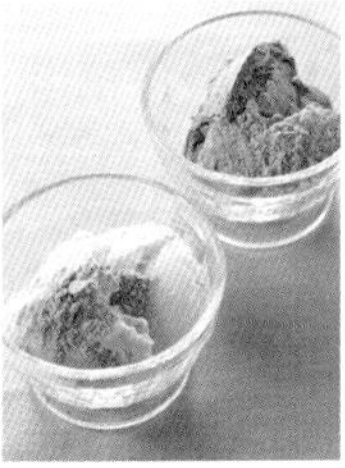
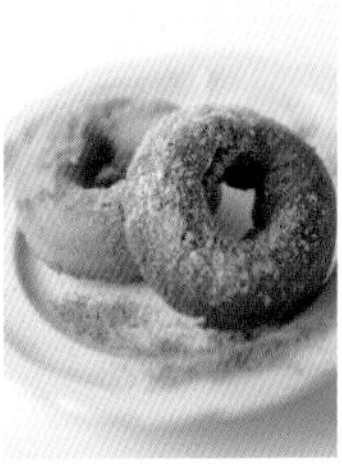

気になる…

米ぬかパウダー Q&A

体を健康的に改善する米ぬかですが、
気になる疑問もいろいろ。
米ぬかをより賢くとるために、
ぜひ参考にしてください。

Q1 米ぬかならば何でもよいの？

Ⓐ 食用の米ぬかを選び、ぬか漬け用の米ぬかは避けましょう。米ぬかは洗って使わないので、できるだけ残留農薬が少ないものを選びます。

Q2 米ぬかは煎らないとダメ？

Ⓐ 生の米ぬかは大腸菌などの雑菌を含み、酸化しやすい食品です。入手後にすぐに煎って加熱すると、菌が死滅して傷みも防げます。

Q3 冷凍しておけるの？

Ⓐ 米ぬかの栄養成分は、冷たい環境でも健在。煎ってから保存容器に移し、冷蔵で1週間程度、冷凍で1カ月程度保存可能。

Q4 子どもが食べても大丈夫？

Ⓐ 米ぬかは子どもでも食べられますが、3歳以下は消化力が弱いので、少しずつ加えて様子をみます。高齢者も同様に、少量から始めます。

Q5 食べれば食べるほどよい？

Ⓐ 米ぬかの栄養成分は、たくさんとればより効くというものではありません。自分の体に合った適量をとるようにしましょう。

Q6 市販の米ぬかパウダーでもよい？

Ⓐ 市販の、既に煎ってある米ぬかパウダーを使っても便利。ただし、そのまま食べられるものかどうかを必ず確認してください。

Q7 食べてはいけない病気は？

Ⓐ 潰瘍性大腸炎など腸に疾患がある場合、糖尿病などで食事制限をしている場合は、主治医に相談してから摂取しましょう。

Q8 アレルギー物質は含まれている？

Ⓐ 米は、厚生労働省指定のアレルギー物質を含む食品ではありません。しかし体質によっては、症状が出る可能性もあります。

米ぬかの選び方

米ぬかを正しく選んで、
安心・安全に米ぬかダイエットを行いましょう。

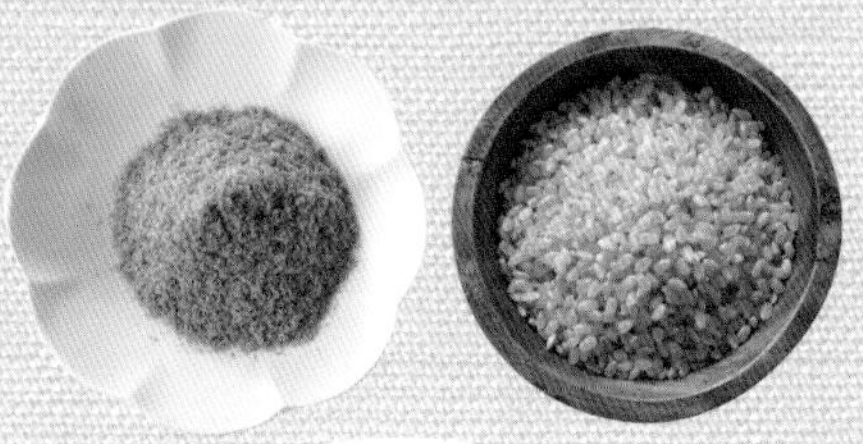

できるだけ無農薬、有機農法のものを選んで

米ぬかは、米の表面に近い部分を集めています。そのため残留農薬などの影響を受けやすい食材ともいえます。できるだけ無農薬のものをとるようにすると、安心です。

「食べる米ぬか」を購入する際は原材料をチェック

市販の食用米ぬかには、「煎りぬか」と、「漬けもの用」があります。「煎りぬか」を選び、原材料名に「米ぬか」とだけ書かれたものを確認して買いましょう。

酸化しやすいので購入後は、保存法を工夫

生の米ぬかは3日以内に煎り、密閉容器に入れて保存します。保存の目安は冷蔵で1週間、冷凍で1カ月程度。米ぬかは雑菌を含んでいるので、必ず加熱をしてください。

米ぬかの入手方法

- 精米所や米穀店で入手できます。自宅で精米時にでた米ぬかを使ってもOK。
- インターネットでも購入可能。そのまま食べられる「米ぬかパウダー」も市販されています。
- 取扱店が不明な場合は、下記にお問い合わせを。
「認定お米マイスターショップ」
(日本米穀商連合会)
http://www.okome-maistar.net/shop_index.html

PART 2

米ぬかの基本レシピ

簡単！

米ぬかは、どんな調味料にもよく合います。
料理の味を高めて健康になれる、
しかもやせられる。
米ぬかは和のスーパーフードです！

調理時のmemo

- 米ぬかパウダー大さじ 1 ＝ 9g、小さじ 1 ＝ 3g です
- 一般的な食材は小さじ 1=5ml（5cc）、大さじ 1=15ml（15cc）、1 カップ =200ml（200cc）です。
- 分量は作りやすさを優先し、レシピによって個数表記、g 表記などがあります。
- 材料で「適量、お好みで」と表記している部分は、ご自身の作りやすい分量、食べられる分量で調整してください。

＼いろいろ使える！／

米ぬかたれ・ソース

米ぬかパウダーにいつもの調味料や
香味野菜などを混ぜ合わせるだけで、
おいしくてヘルシーな万能調味料になります。
料理のうま味アップにも大活躍します！

ねぎだれ

刻んだねぎの香りと辛みを生かした、中華風たれ。ねぎは長ねぎや万能ねぎなどお好みで

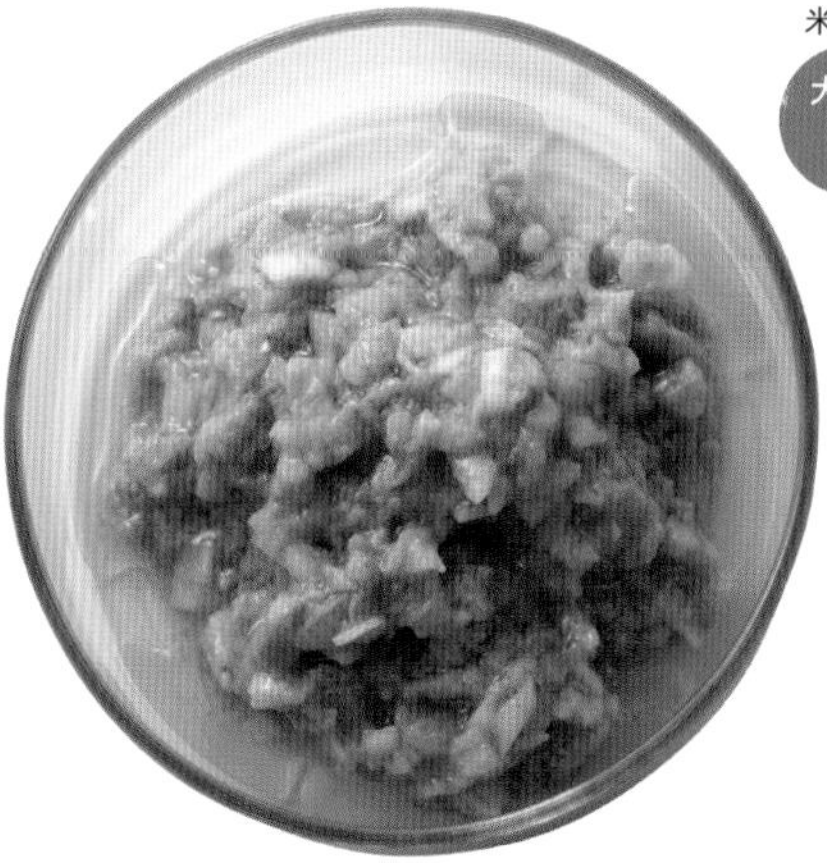

米ぬか 大さじ1杯

材料（作りやすい分量）

米ぬかパウダー …… 大さじ1
しょうが …… 1かけ
長ねぎ …… 1/4本
A ごま油 …… 大さじ3
A 塩 …… 小さじ1/4
A 鶏がらスープの素 …… 大さじ1

作り方

1 しょうが、長ねぎはみじん切りにする。
2 米ぬかパウダーと1、Aをよく混ぜ、10分くらいおいて味をなじませる。

活用例

サーモンの若返り香味フリット

P.101

揚げものをさっぱり食べたいときに合わせるだけで、ねぎとごま油の風味で、一気に中華風の味わいになります。どんな素材にもぴったり。

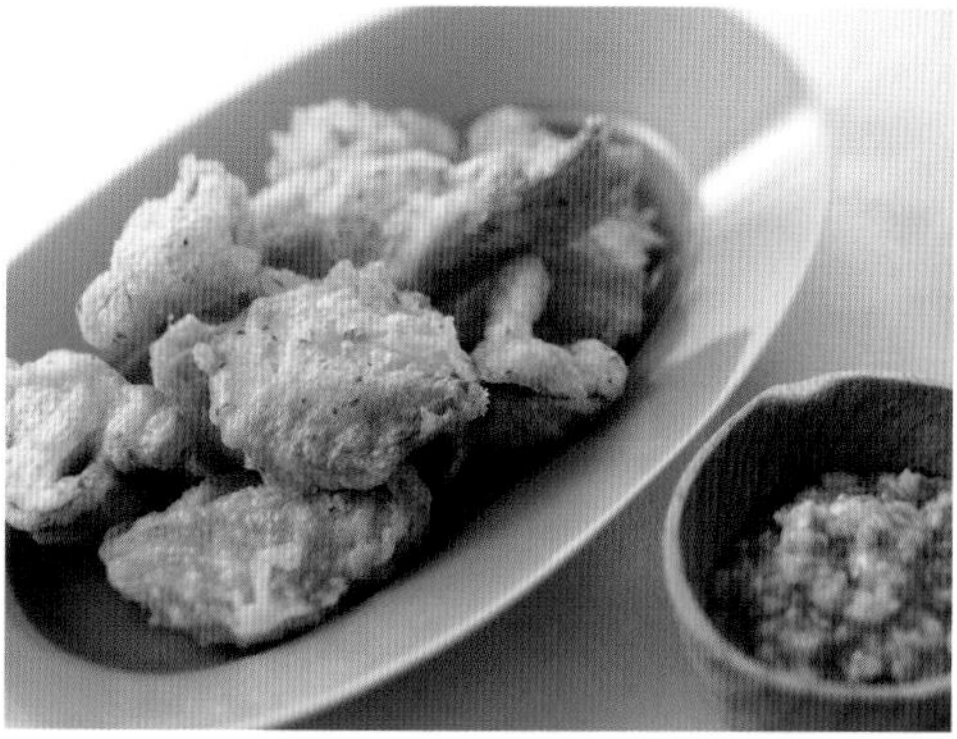

みそだれ

みそと米ぬかパウダーを混ぜたうま味だれ。
なめらかになるまで混ぜるのがポイント

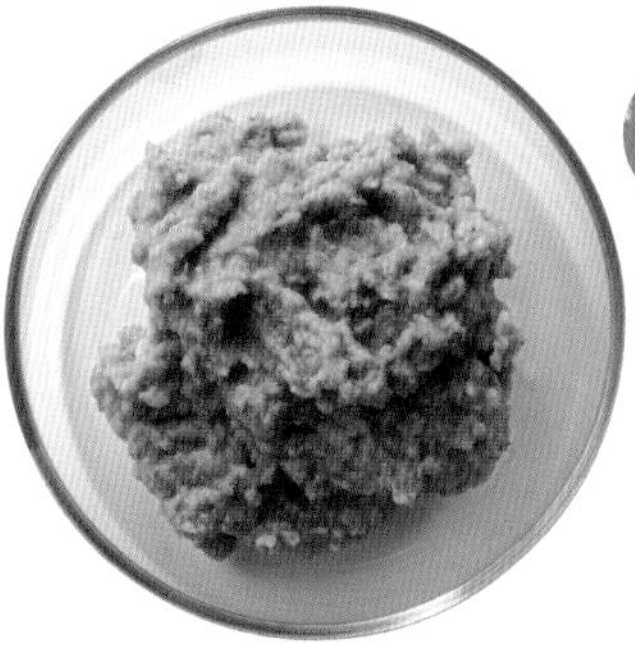

材料（作りやすい分量）

米ぬかパウダー ……大さじ2
みそ（あれば赤色辛みそ）……大さじ2
めんつゆ……大さじ3
すりごま……大さじ2

作り方

材料をよく混ぜ合わせる。

活用例

P.105

厚揚げのこってりみそマヨ炒め

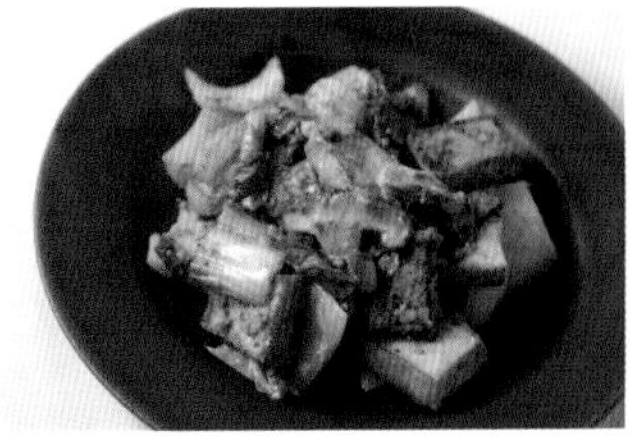

炒めものの調味料として使うとコクが出て、加熱とともに、みそだれの香ばしさも広がります。そのまま生野菜などにつけても、楽しめます。

ごまだれ

練りごまに米ぬかパウダーをしっかりと
混ぜ込んだペースト。濃度は水の量で調整を

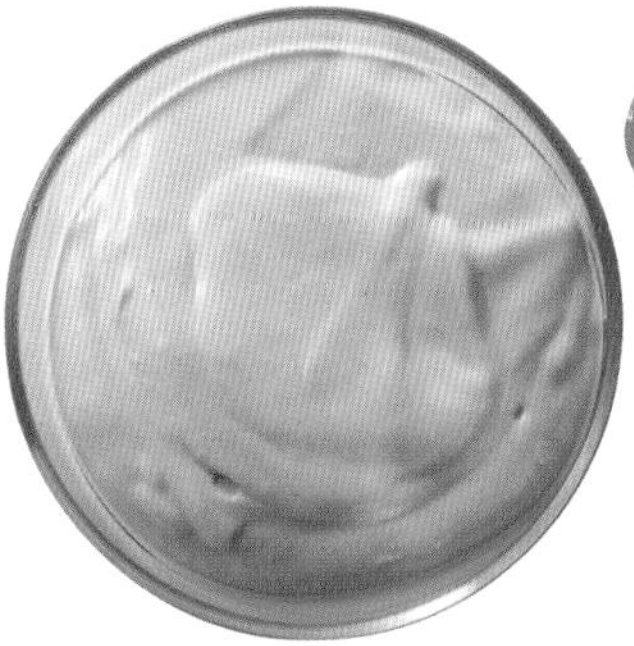

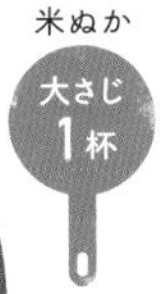

材料（作りやすい分量）

米ぬかパウダー ……大さじ1
練りごま……大さじ3
白だし……大さじ1
しょうゆ（あれば薄口しょうゆ）……小さじ1
水……大さじ2と1/2

作り方

材料をよく混ぜ合わせる。

活用例

香ばしたい茶漬け

P.93

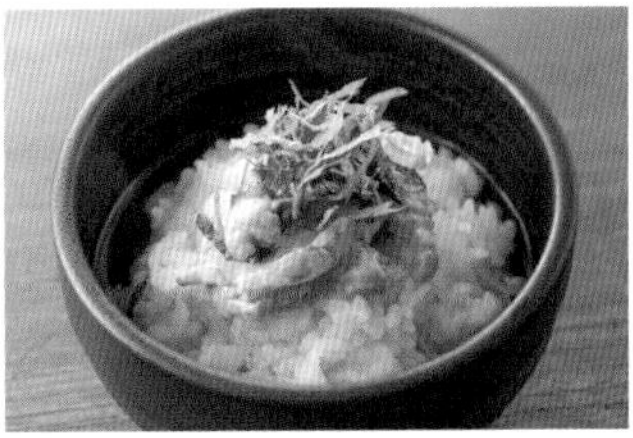

刺身にまぶすと、短時間でうま味のある漬け魚が完成。しゃぶしゃぶのたれ、野菜のあえ衣、酢を加えてドレッシングなどにも使えます。

ラー油だれ

刻んだにんにくをたっぷり入れた、“食べるラー油”。辛さは赤唐辛子の量で調整します

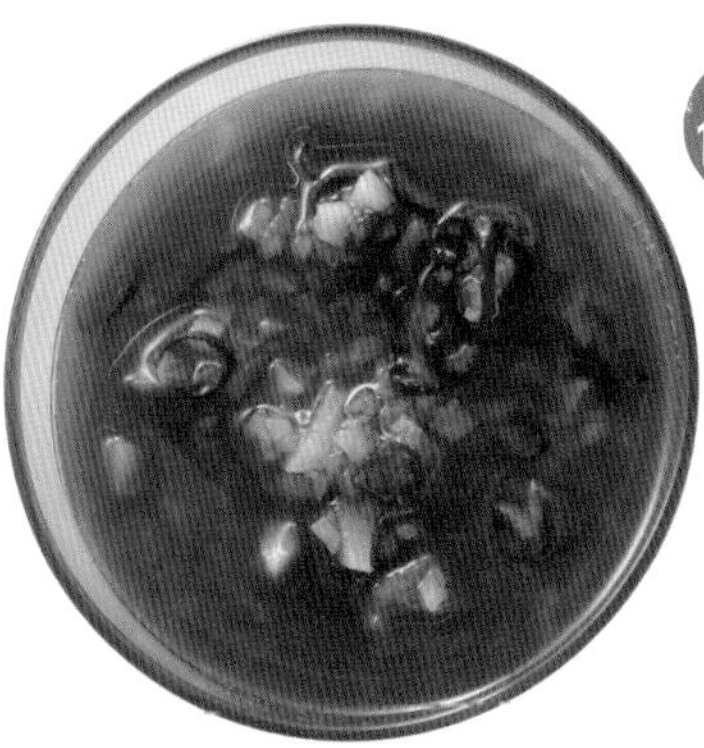

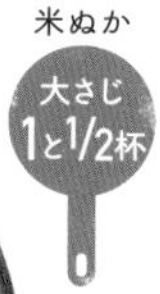

材料（作りやすい分量）

米ぬかパウダー …… 大さじ1と1/2
ごま油 …… 大さじ6
にんにくのみじん切り …… 3かけ分
赤唐辛子の輪切り …… 1g
塩 …… 小さじ1

作り方

1 フライパンにごま油を熱し、にんにくを炒める。
2 米ぬかパウダー、赤唐辛子、塩を加え、火を止める。

活用例

おなかすっきり山椒ぎょうざ

P.99

ぎょうざ、しゅうまいなどのたれにすると、味が格段とアップします。チャーハン、めん料理などの仕上げに加えれば、本格的な味わいに近づきます。

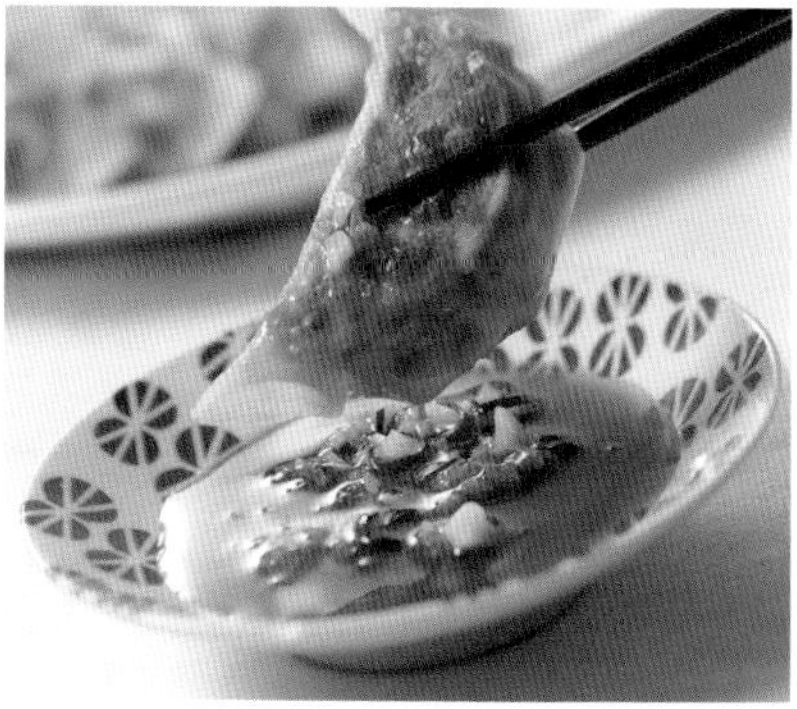

活用例

アボカドとマグロの米ぬかあえ

P.108

サラダのドレッシングや焼き肉のたれなど、料理をあっさりと味わいたいときにぴったり。魚介にあえれば、手軽にカルパッチョ風になります。作り置きができないので、必ず食べ切るようにします。

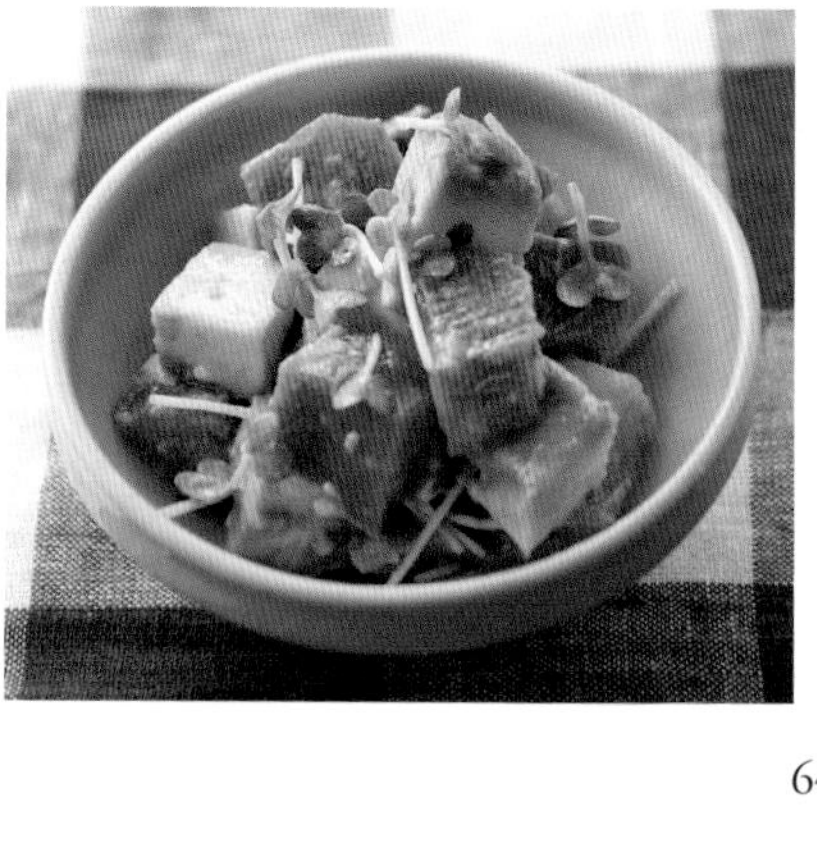

おろしぽん酢

大根おろしを加えた、さっぱり和風だれ。
日持ちしないので、食べ切る分だけ作ります

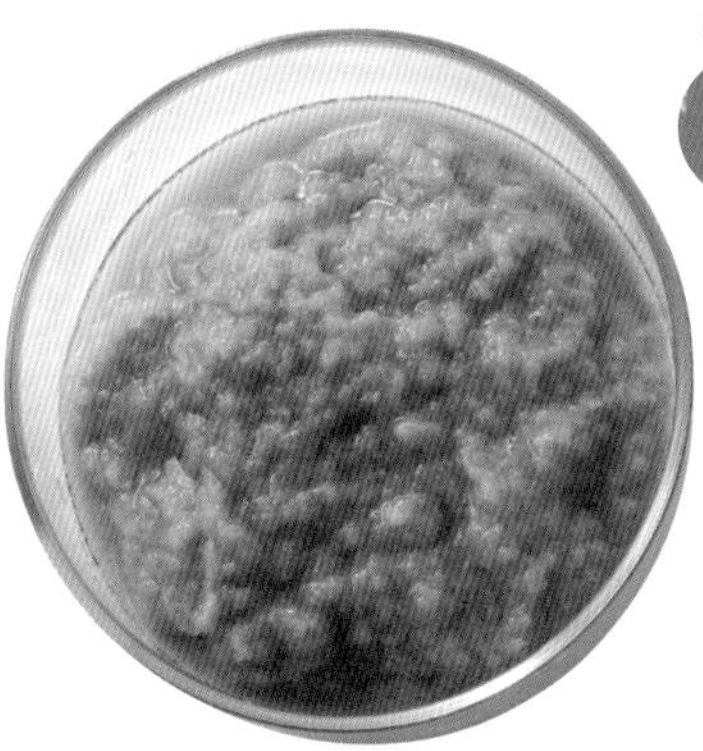

米ぬか 大さじ1杯

材料（作りやすい分量）

米ぬかパウダー …… 大さじ1
大根おろし …… 長さ2cm分
ぽん酢しょうゆ …… 大さじ4

作り方

材料をよく混ぜ合わせる。

活用例

P.102

れんこん米ぬかハンバーグ

ダイエット時の調味料としてかかせないぽん酢しょうゆに、大根おろしと米ぬかパウダーを合わせます。焼きもののかけだれ、揚げもののつけだれ、あえものの衣と応用が効く便利なたれです。

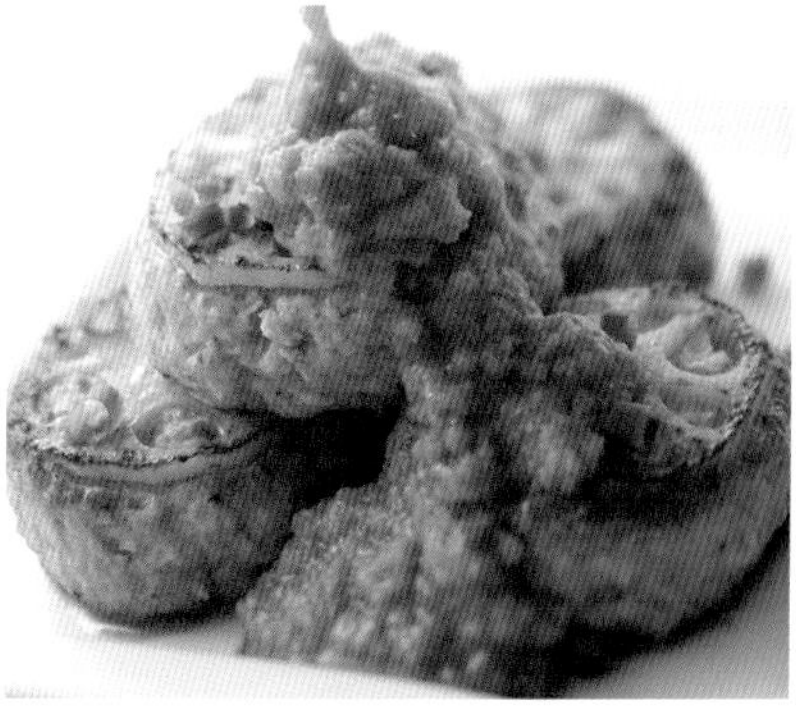

オニオンソース

オリーブオイルとレモンの風味、玉ねぎの
うま味が、合わせる料理の味を引き立てます

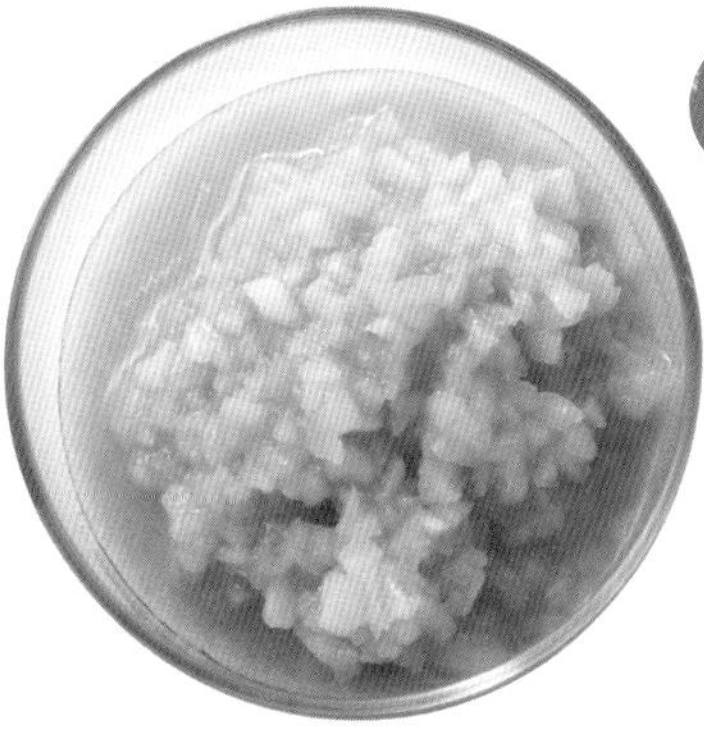

米ぬか 大さじ1杯

材料（作りやすい分量）

米ぬかパウダー …… 大さじ1
玉ねぎ …… 1/4個
A
- エクストラバージンオリーブオイル …… 大さじ2
- レモン汁 …… 大さじ2
- 塩 …… ひとつまみ

作り方

1 玉ねぎはみじん切りにし、水にさらして水気を絞る。
2 米ぬかパウダー、1、Aを混ぜ合わせる。

サルサ風ソース

メキシコ料理にかかせない野菜ソース。
タバスコの唐辛子で、脂肪燃焼も期待できます

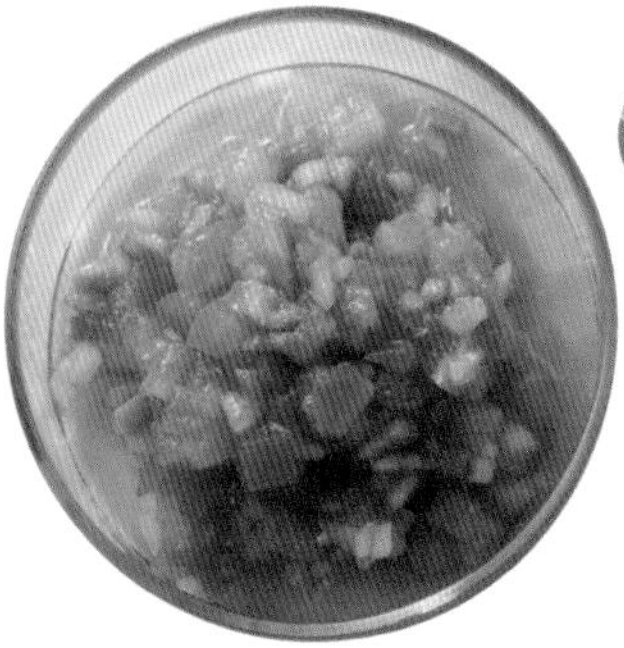

米ぬか 大さじ 1杯

材料（作りやすい分量）

米ぬかパウダー …… 大さじ1
トマト …… 中1個
玉ねぎ …… 1/8個
ピーマン …… 1/2個
A
エクストラバージンオリーブオイル …… 大さじ1
タバスコ …… 大さじ1
レモン汁 …… 大さじ1

作り方

1 種を取ったトマト、ピーマン、玉ねぎを細かく刻む。玉ねぎを水にさらし、水気を絞る。
2 米ぬかパウダー、1、Aを混ぜ合わせる。

活用例

チップスや野菜にのせて

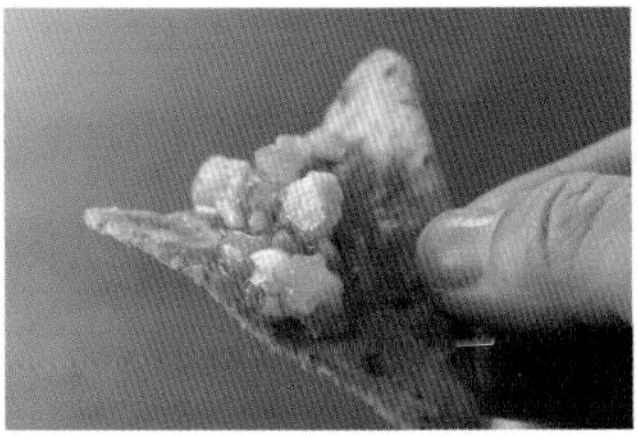

タバスコの風味と酸味、そして野菜の食感が持ち味のソース。野菜やチップスにちょっとのせるだけで、やみつきのおいしさになります。

香ばしマヨヨーグルト

マヨネーズにヨーグルトを加え、カロリーダウン。米ぬかパウダーで香ばしさをプラス！

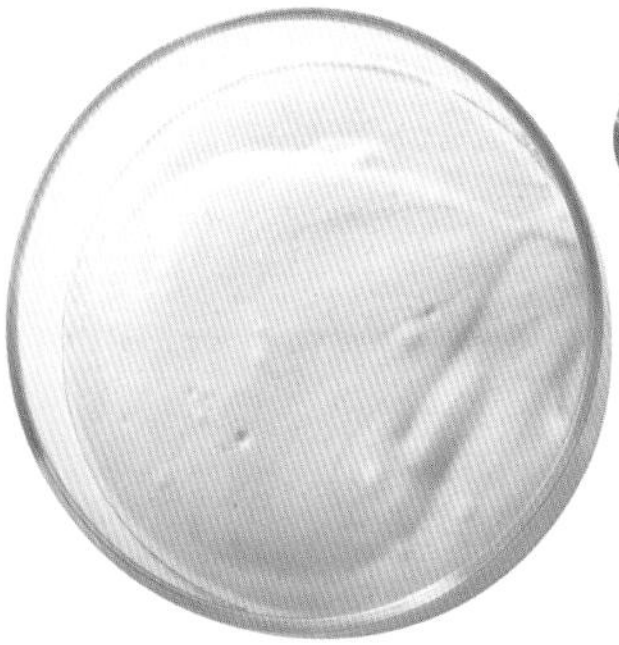

米ぬか 大さじ 1杯

材料（作りやすい分量）

米ぬかパウダー …… 大さじ1
水切りプレーンヨーグルト …… 大さじ1
マヨネーズ …… 大さじ2
塩、黒こしょう …… 各少々

作り方

材料をよく混ぜ合わせる。

＊水切りヨーグルトは、ざるにキッチンペーパーをしき、プレーンヨーグルトをのせて10分くらいおいたもの。

活用例

ヘルシー卵サンド

P.88

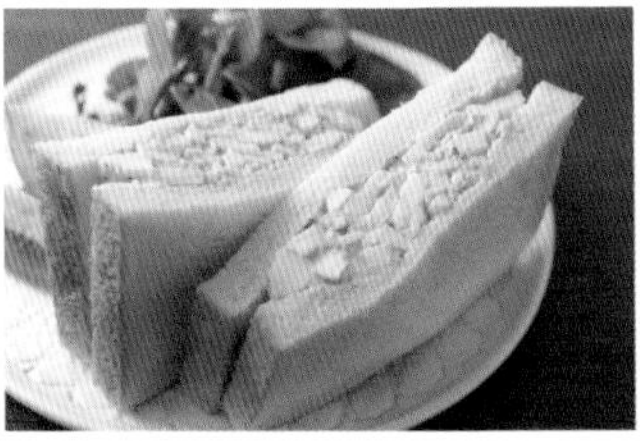

ダイエット中に控えたいマヨネーズが、低カロリーで食物繊維豊富なヘルシーソースに。サンドイッチやポテサラなども、がまんなしです。

ハニーピーナッツ

ピーナッツバターは、はちみつの量で甘みを調整。米ぬかを加えると、より香ばしい

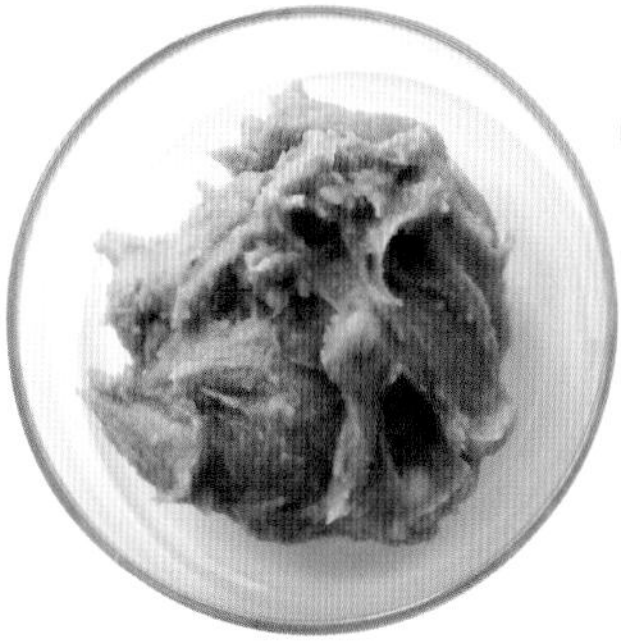

米ぬか 大さじ1杯

材料（作りやすい分量）

米ぬかパウダー …… 大さじ1
ピーナッツバター（無糖） …… 大さじ2
はちみつ …… 大さじ1
水 …… 小さじ1

作り方

材料をよく混ぜ合わせる。

活用例

P.85

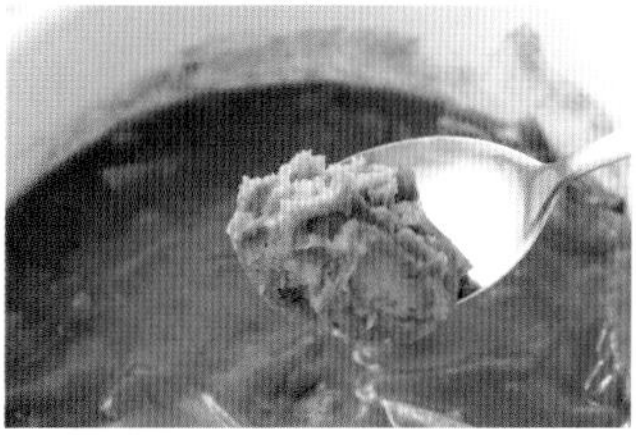

チキンと根菜の腸すっきりカレー

はちみつのオリゴ糖、米ぬかパウダーの食物繊維の働きで、整腸作用が期待できます。料理に隠し味として加えると、味がマイルドに。

きな粉バター

きな粉に味の似た米ぬかパウダー加えると、香ばしさが倍増し、栄養価がプラスされます

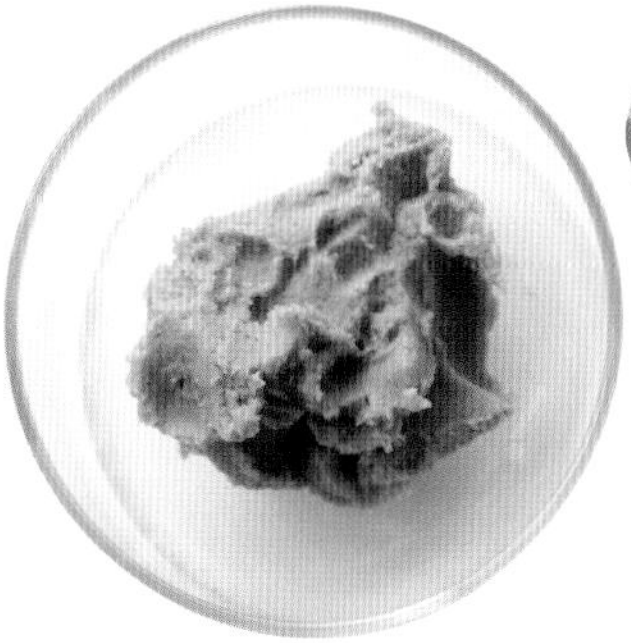

米ぬか 大さじ1杯

材料（作りやすい分量）

米ぬかパウダー …… 大さじ1
きな粉 …… 小さじ1
バター（無塩、室温に戻したもの） …… 適量
砂糖 …… 小さじ2
塩 …… 少々

作り方

材料をよく混ぜ合わせる。

活用例

おもちにからめて

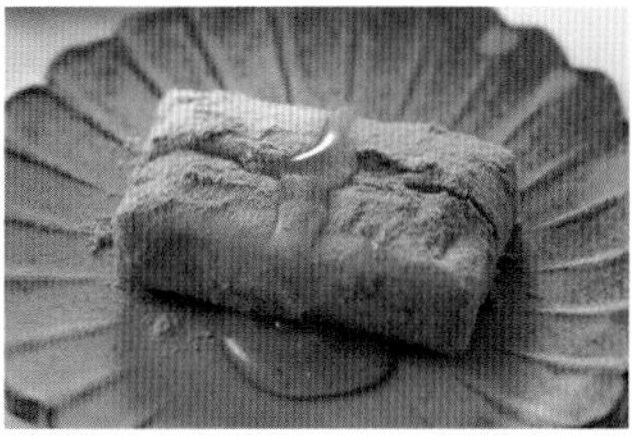

きな粉と同じ感覚で使いますが、バターの風味が加味されて、よりぜいたくな味に。焼きたてのおもちやパンにぬるだけでも、おいしい！

＼料理の風味が倍増する／

米ぬかミックス調味料

米ぬかパウダーにスパイスやハーブ、
だしなどうま味の素となる食材を合わせると、
米ぬかの香ばしさが加わって、さらに風味がアップします。
粉末やペーストなど、混ざりやすいタイプを選ぶのがポイント。

黄色食材 ＋ 米ぬかパウダー

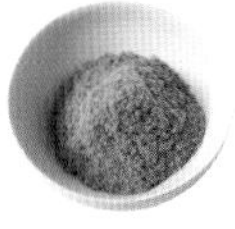

カレー粉

カレー粉1：米ぬかパウダー1
市販のカレールウを減らし、上記にかえると、カロリーダウンできます。

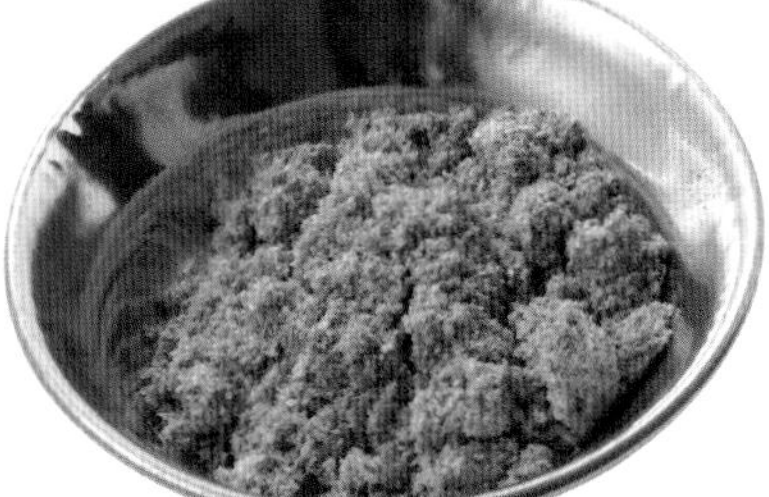

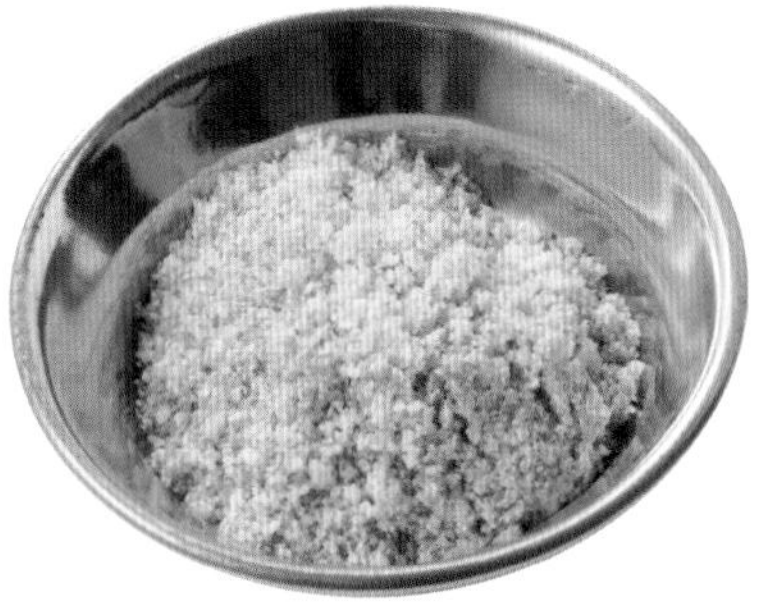

粉チーズ

粉チーズ1：米ぬかパウダー1
パスタやグラタンなどにふりかけると、風味とともにかさ増し効果も。

しょうが

粉しょうが1：米ぬかパウダー1

しょうがの保温効果と米ぬかの冷え改善作用で、脂肪を燃えやすく！

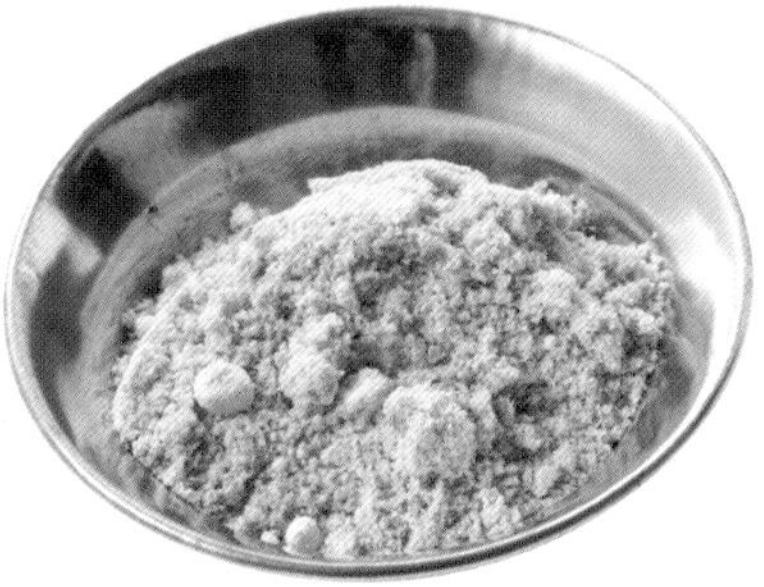

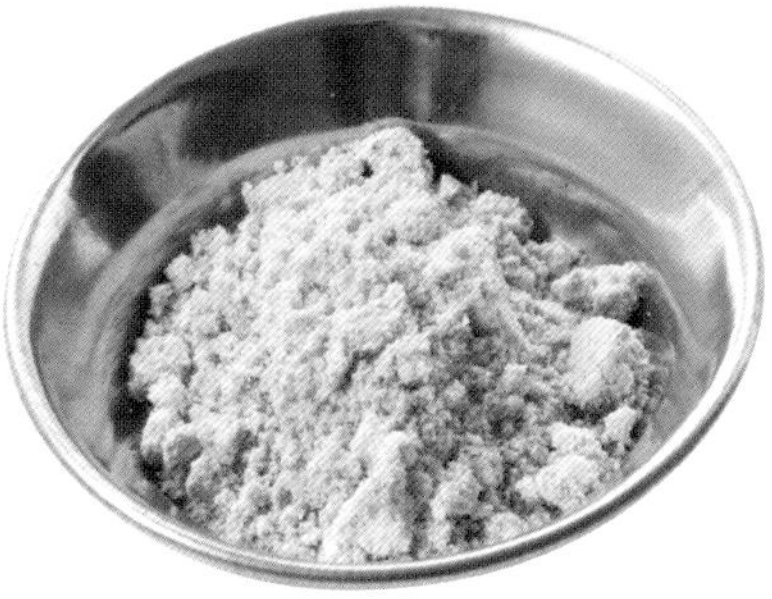

きな粉

きな粉1：米ぬかパウダー1

風味や食感が似ている食材を、混ぜ合わせます。香ばしさは倍増です。

からし

練りからし1：米ぬかパウダー1

からしの鼻に抜ける辛さが、米ぬかパウダーの甘みで弱まってマイルドに。

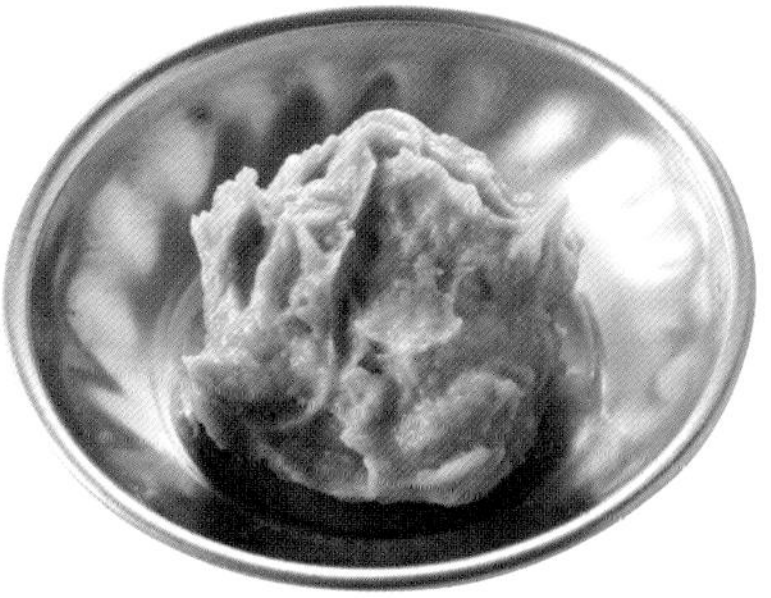

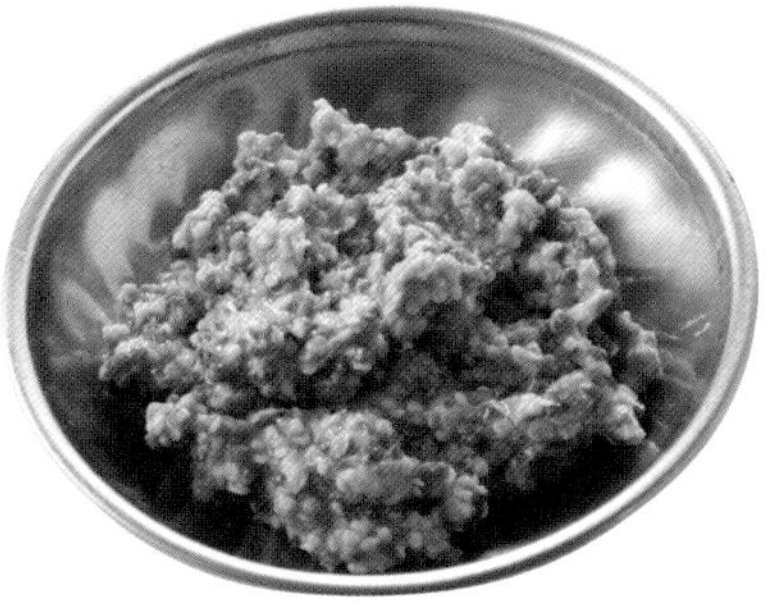

粒マスタード

粒マスタード1：米ぬかパウダー1

マスタードが粒感を残しているので、ざっくりと混ぜるだけでもOKです。

赤食材 ＋ 米ぬかパウダー

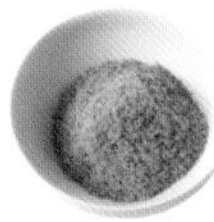

七味唐辛子

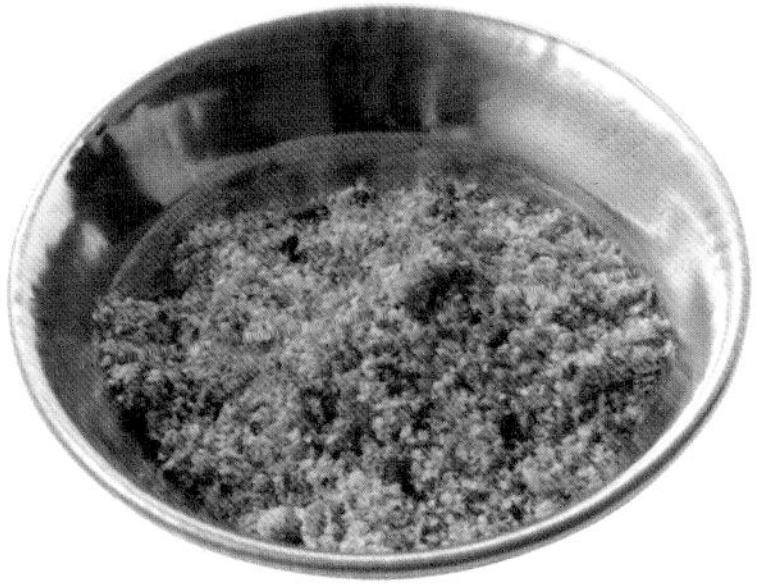

七味唐辛子１：米ぬかパウダー１

七味唐辛子に米ぬかパウダーを合わせ、香ばしさを加味します。

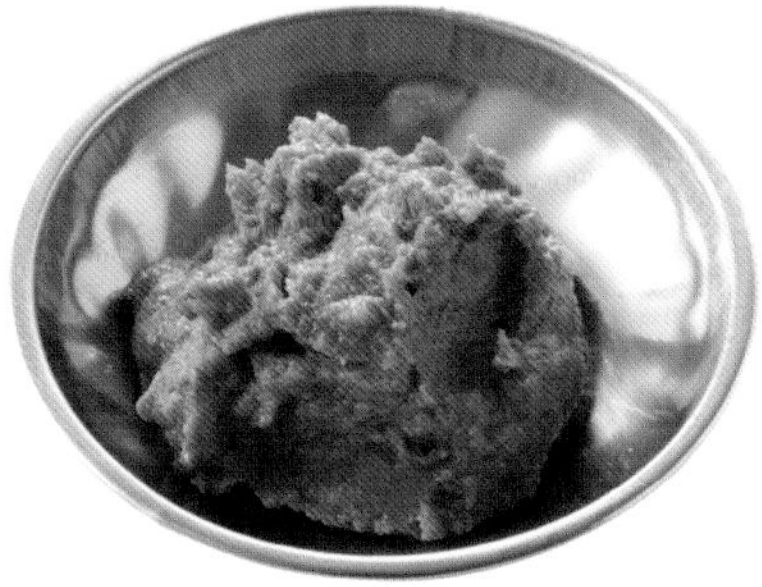

トマトケチャップ

トマトケチャップ１：米ぬかパウダー１

米ぬかパウダーを混ぜ込んだケチャップは、濃度が増してペースト状に。

黒食材 ＋ 米ぬかパウダー

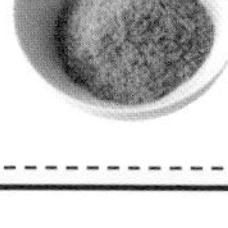

黒こしょう

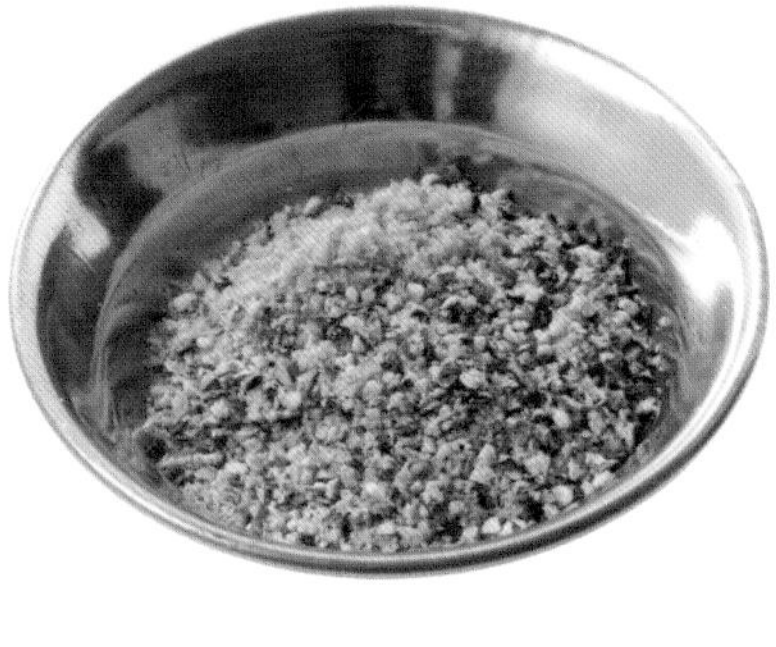

黒こしょう１：米ぬかパウダー１

こしょうと合わせ、調味や仕上げにふりかけます。白こしょうでもOK。

白食材 ＋ 米ぬか パウダー

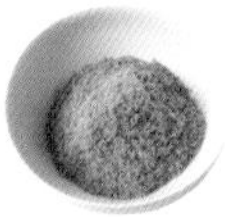

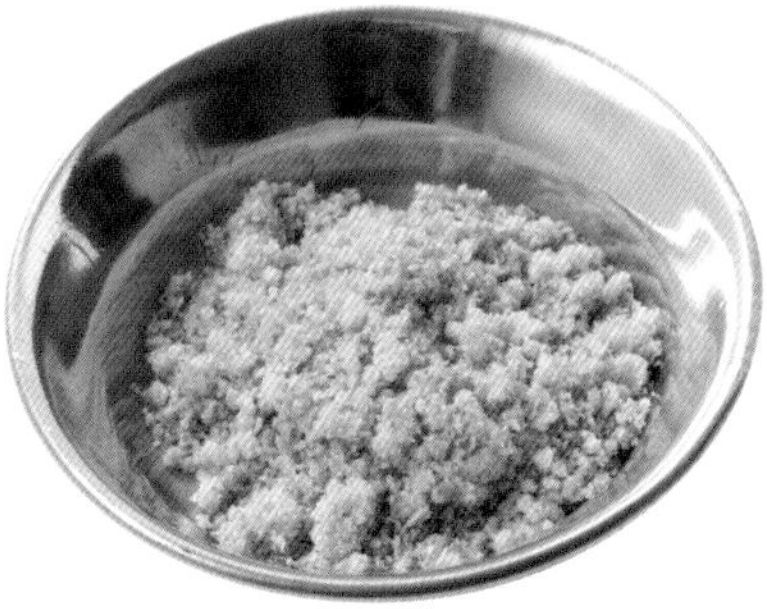

にんにく

にんにくパウダー1：
米ぬかパウダー1

にんにくの風味に米ぬかの香ばしさが加わり、味わいを高めます。

塩

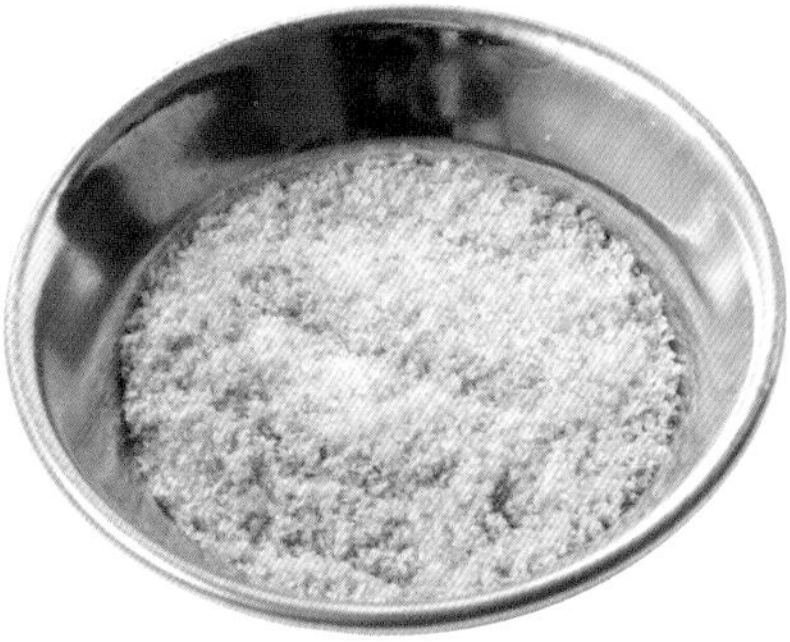

塩1：米ぬかパウダー1

調味にかかせない塩に加えると、水分を含んで増量効果が生まれます。

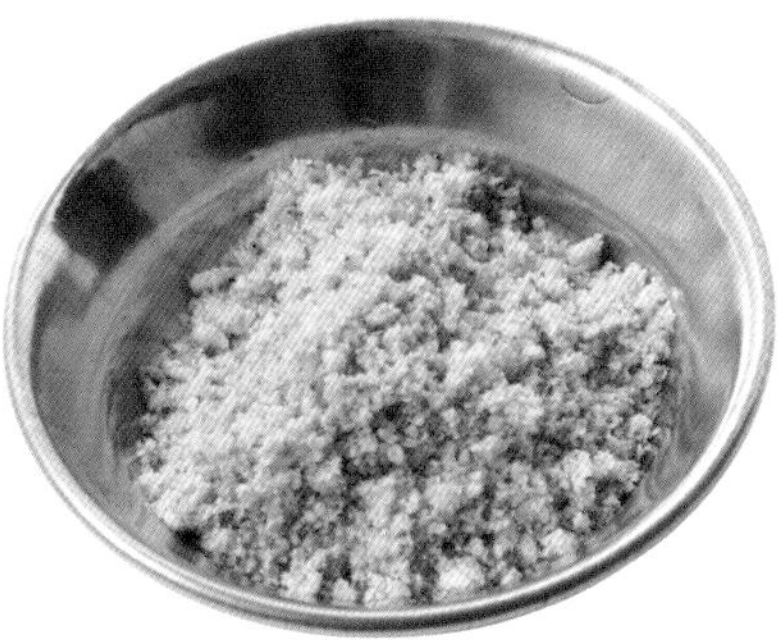

すり白ごま

すり白ごま1：米ぬかパウダー1

ごま＋米ぬかで香ばしさは倍増。煎ってあれば、黒ごまでもおいしい。

緑食材 ＋ 米ぬかパウダー

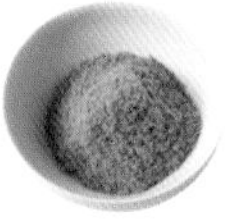

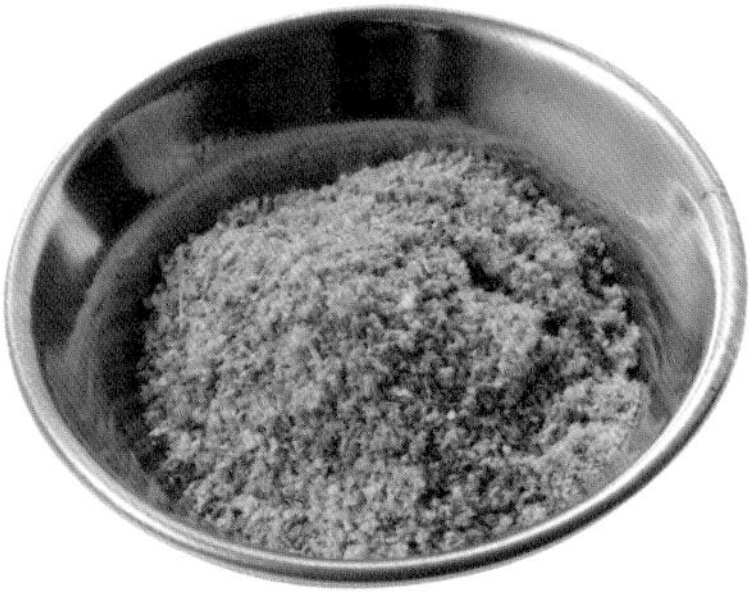

山椒

山椒1：米ぬかパウダー1

さわやかな辛味の山椒をややマイルドに。あれば花椒《ほあじゃお》と合わせるのもおすすめ。

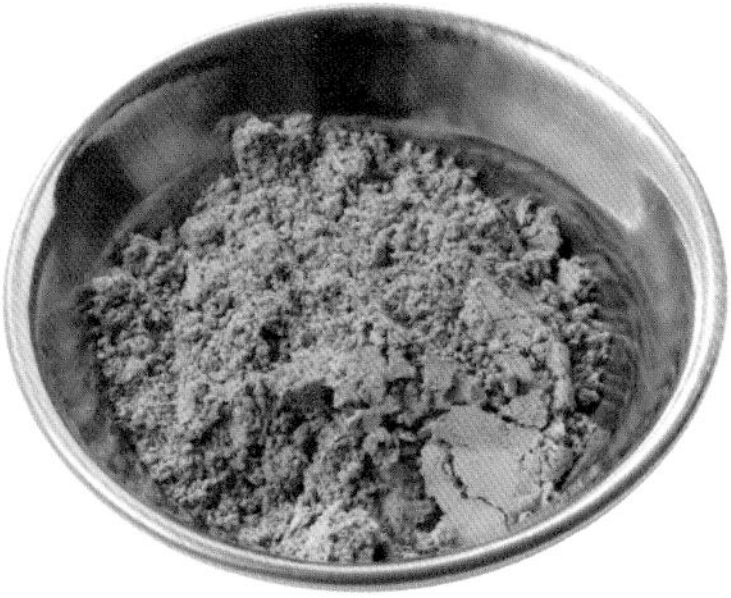

抹茶

抹茶1：米ぬかパウダー1

牛乳や豆乳に溶かして抹茶オーレ、甘味のトッピングなどで楽しめます。

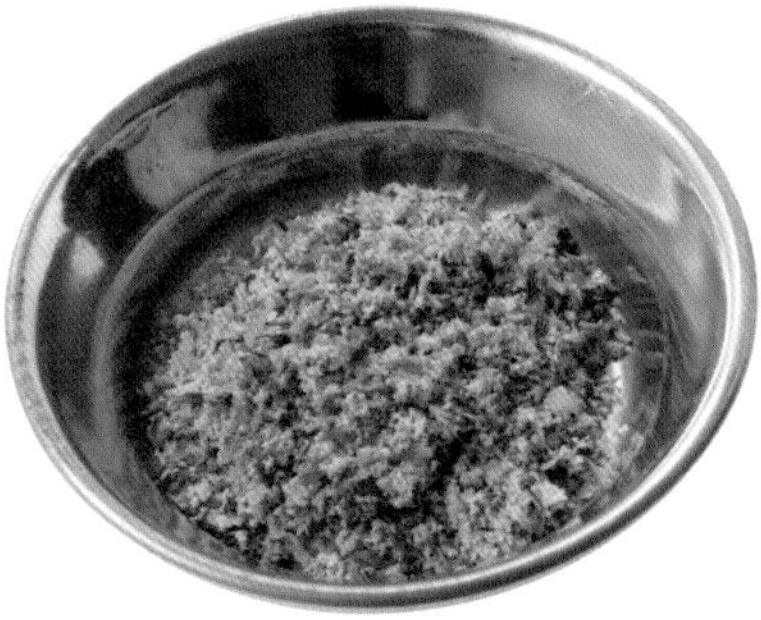

青のり

青のり1：米ぬかパウダー1

料理の仕上げに加えると香りがアップする青のりに、栄養価をプラス。

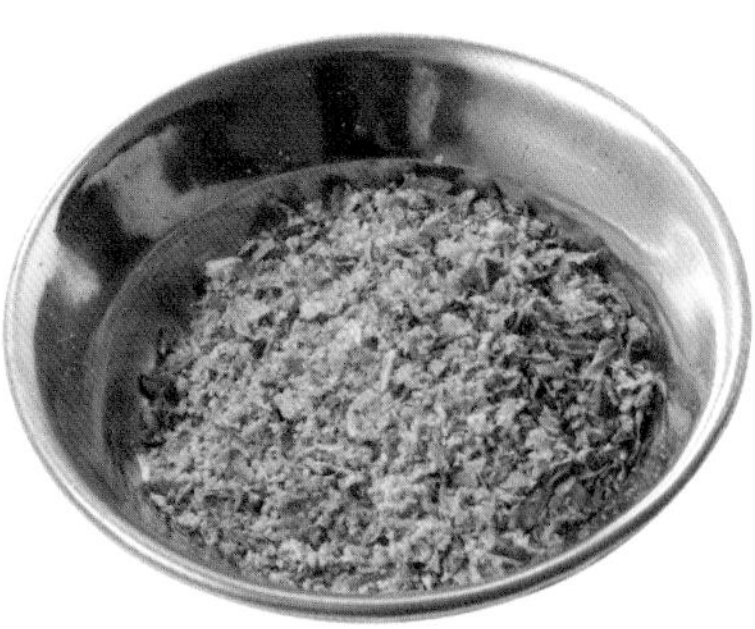

ハーブミックス

乾燥ハーブ1：米ぬかパウダー1

お好みのハーブと合わせるだけですが、ハーブは細かいほうが一体化します。

茶食材 ＋ 米ぬかパウダー

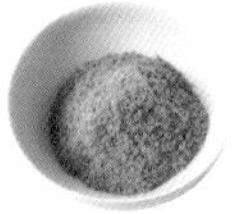

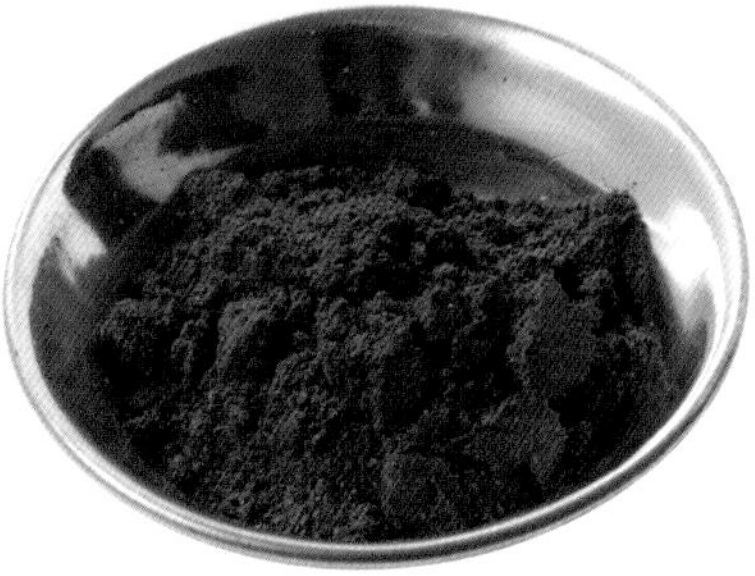

ココア

無糖ココア1：米ぬかパウダー1

カカオと米ぬかの風味をいかせば、甘みが少なくても気になりません。

シナモン

シナモンパウダー1：
米ぬかパウダー1

シナモン＋米ぬかでより甘い香りに。料理やお菓子の風味づけに使います。

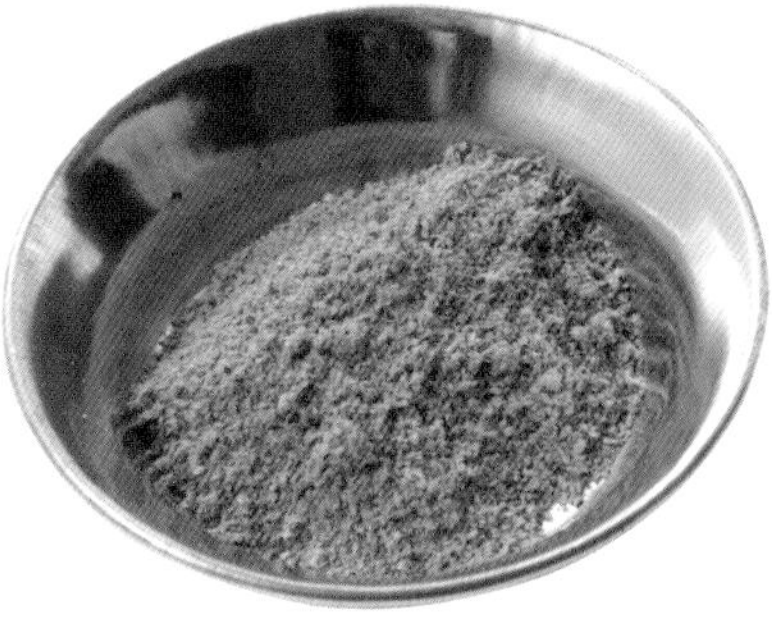

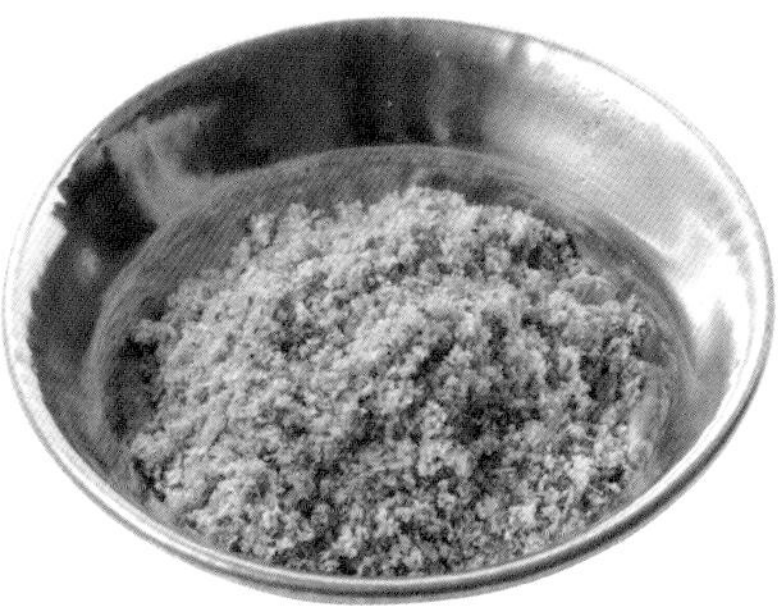

だし（粉末）

粉末だし1：米ぬかパウダー1

粉末のだしに加えておくと、汁気を吸って増量し、とろみも生まれます。

＼かける、混ぜるでヘルシー度アップ！／

米ぬかちょい足しレシピ

単品でもおいしい食材に煎った米ぬかを合わせると、
香ばしさとともに食物繊維や
ビタミン類などの栄養価も高まります。
食べるときにちょっとプラスすればOKです！

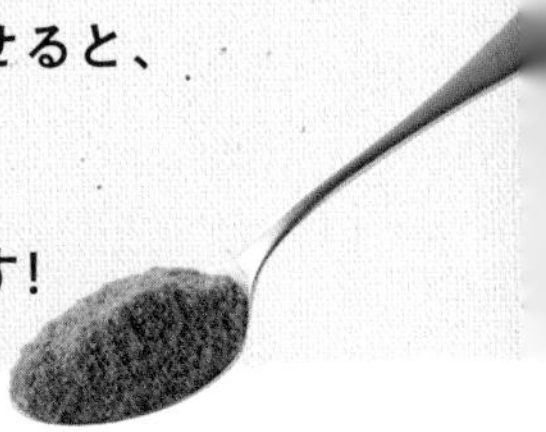

もうひと品ほしいときに！

冷やっこの
薬味がわりに

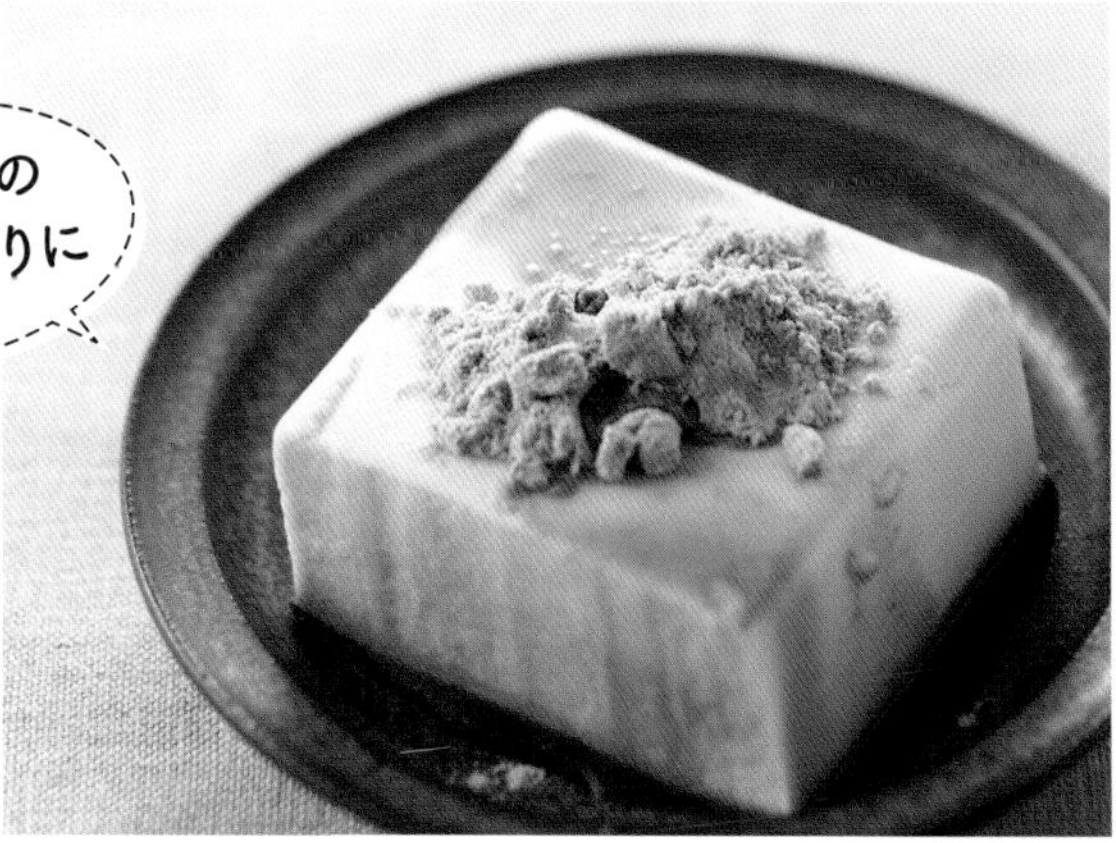

豆腐

豆腐に米ぬかパウダーを小さじ1程度ふりかけ、かつお節の代用に。お好みで、しょうゆやぽん酢をたらします。

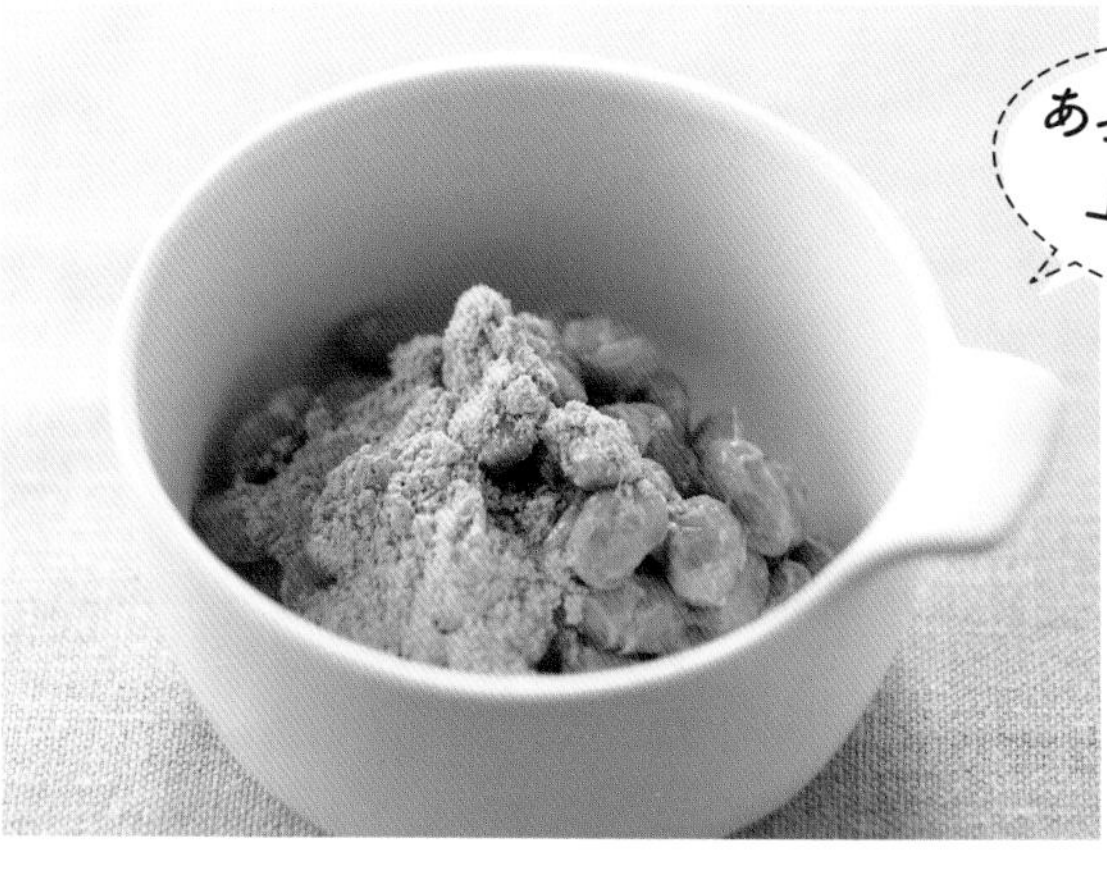

あっという間に
上品な味

納豆

納豆に、添付のたれやしょうゆ適量と米ぬかパウダー小さじ1程度を合わせるだけ。納豆に玄米の栄養をプラスします。

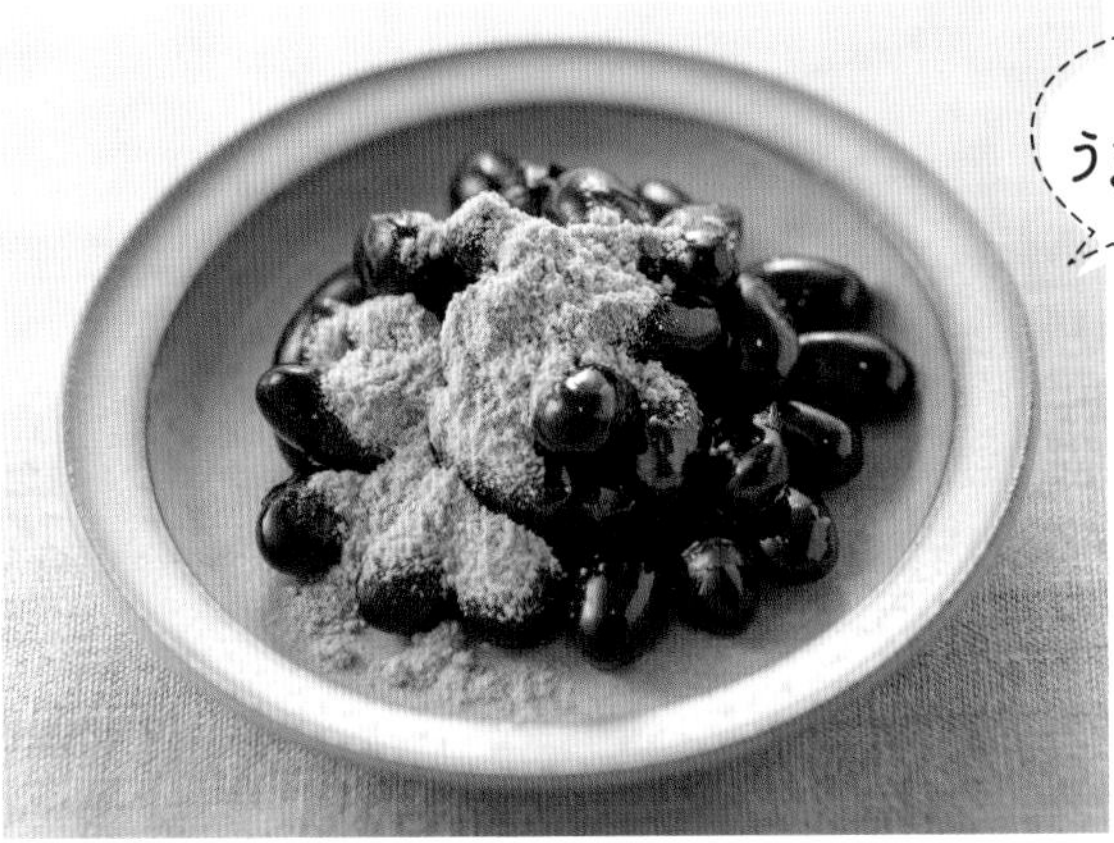

ふりかけて
うま味をアップ！

黒豆

米ぬかパウダー小さじ１程度を黒豆50gにふりかけます。きな粉に似た風味の米ぬかで、上品な和菓子のように。

粉ぬかが
増量効果を発揮

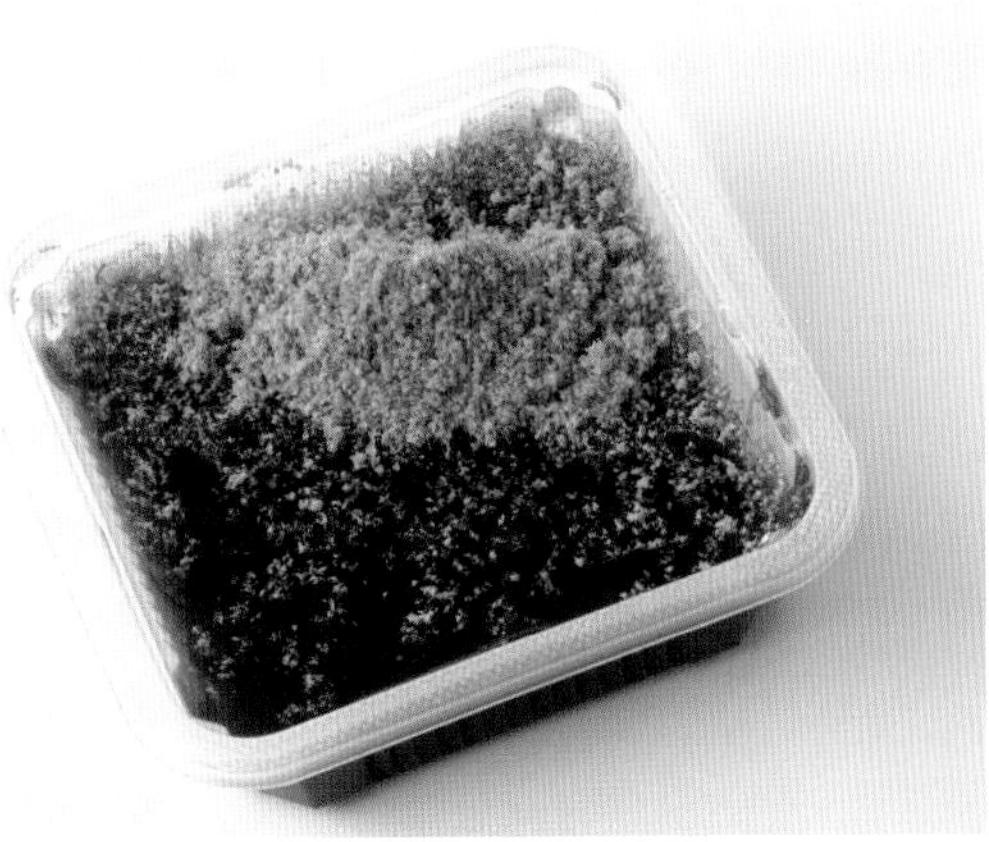

もずく

もずくのぬるぬる成分に、米ぬかパウダーが混ざると増量します。酢じょうゆを含むと、さらにふくらんで量感UP。量はお好みで。

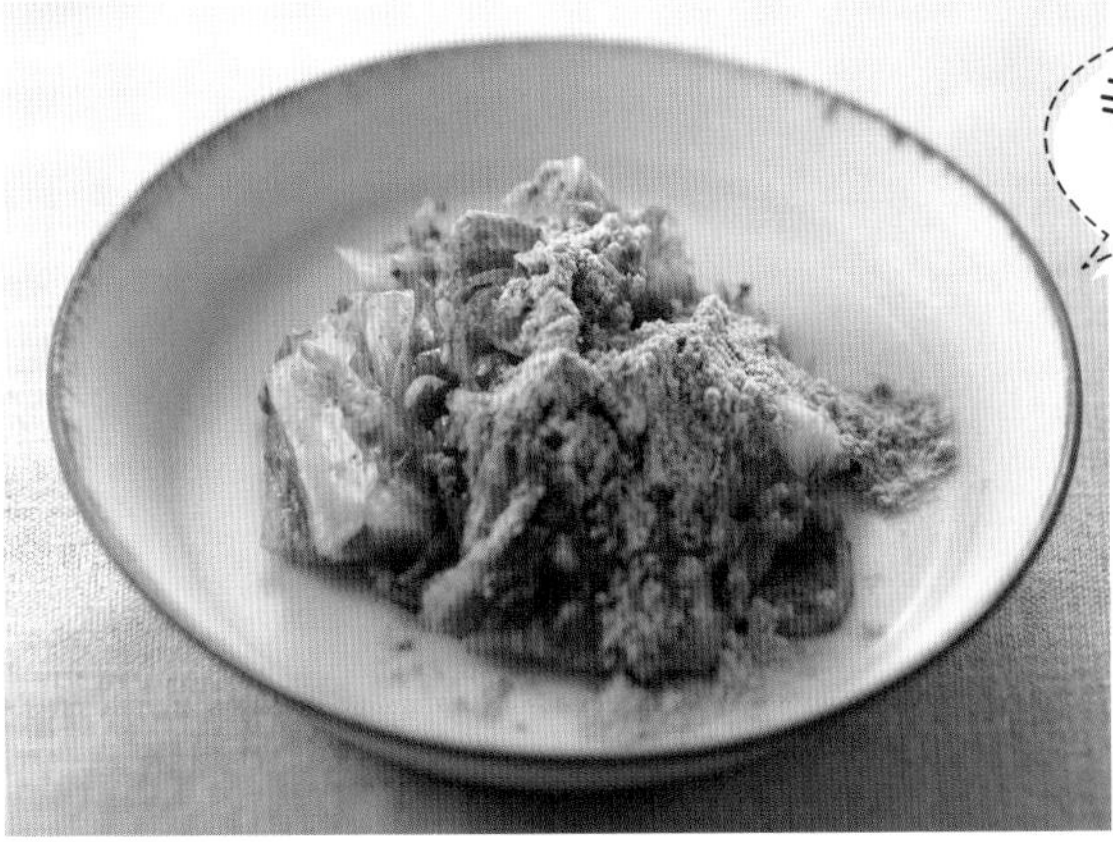

辛さが激的に
マイルドに

キムチ

キムチの辛さを米ぬかが抑え、食べやすくなります。少しおいてなじませても、ふりかけてすぐに食べてもOK。量はお好みで。

スイーツやおつまみにも

ドリンクに
よく溶かして

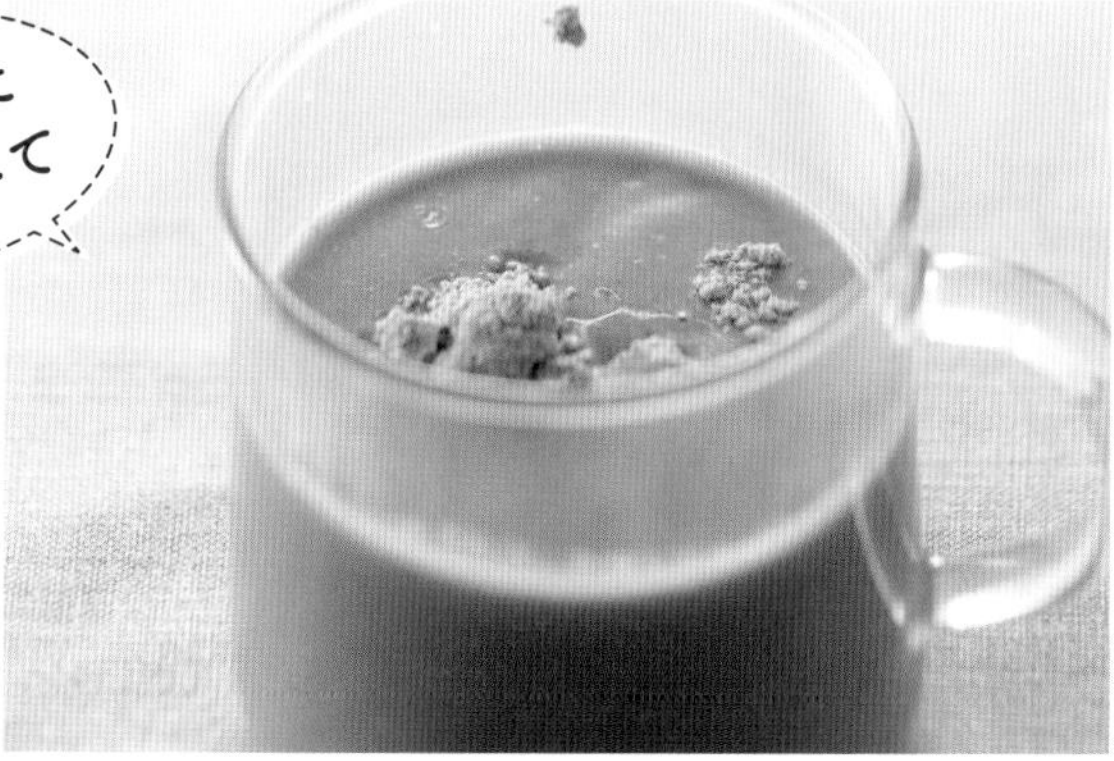

カフェオレ

アイスでもホットでも、カフェオレに米ぬかパウダー小さじ2程度を溶かします。栄養価とともに、ほのかな甘みも加わります。

朝食にも
ぴったり!

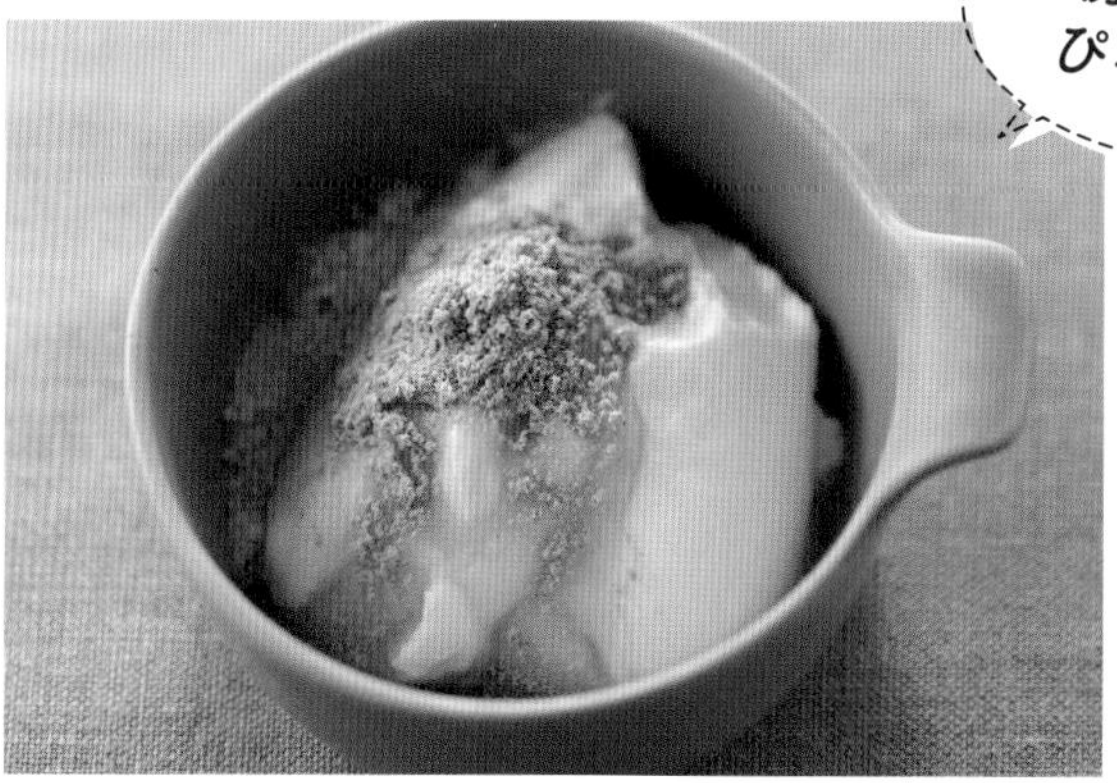

はちみつヨーグルト

プレーンヨーグルト適量に、はちみつと米ぬかパウダーを各小さじ1程度合わせます。相乗効果で腸の働きが、より活発に。

ふりかければ
和風アイスに!

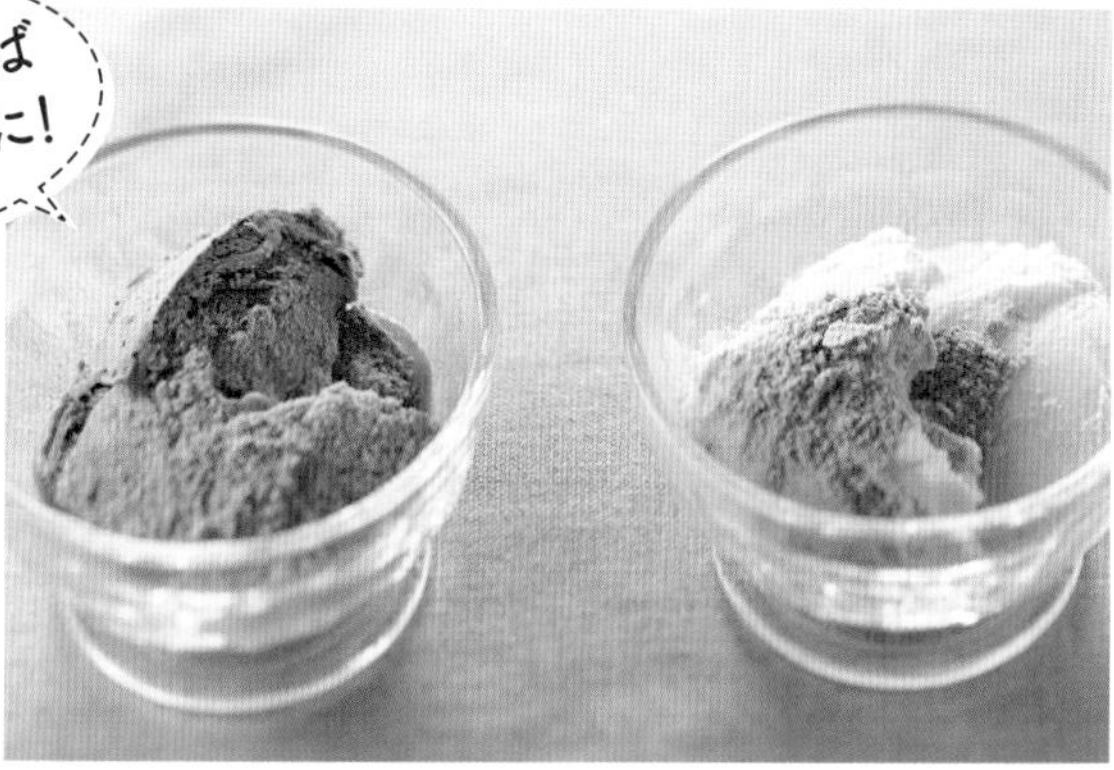

アイスクリーム

バニラやチョコ味など、お好みのアイスクリームに、米ぬかパウダーを小さじ1程度かけて。きな粉に似た風味が、加わります。

クリーム
チーズ 3種

ひと口大に切ったクリームチーズを、ミックス調味料の上で転がして全体にまぶします。写真は上から黒こしょう、青のり、シナモンですが、お好みで！

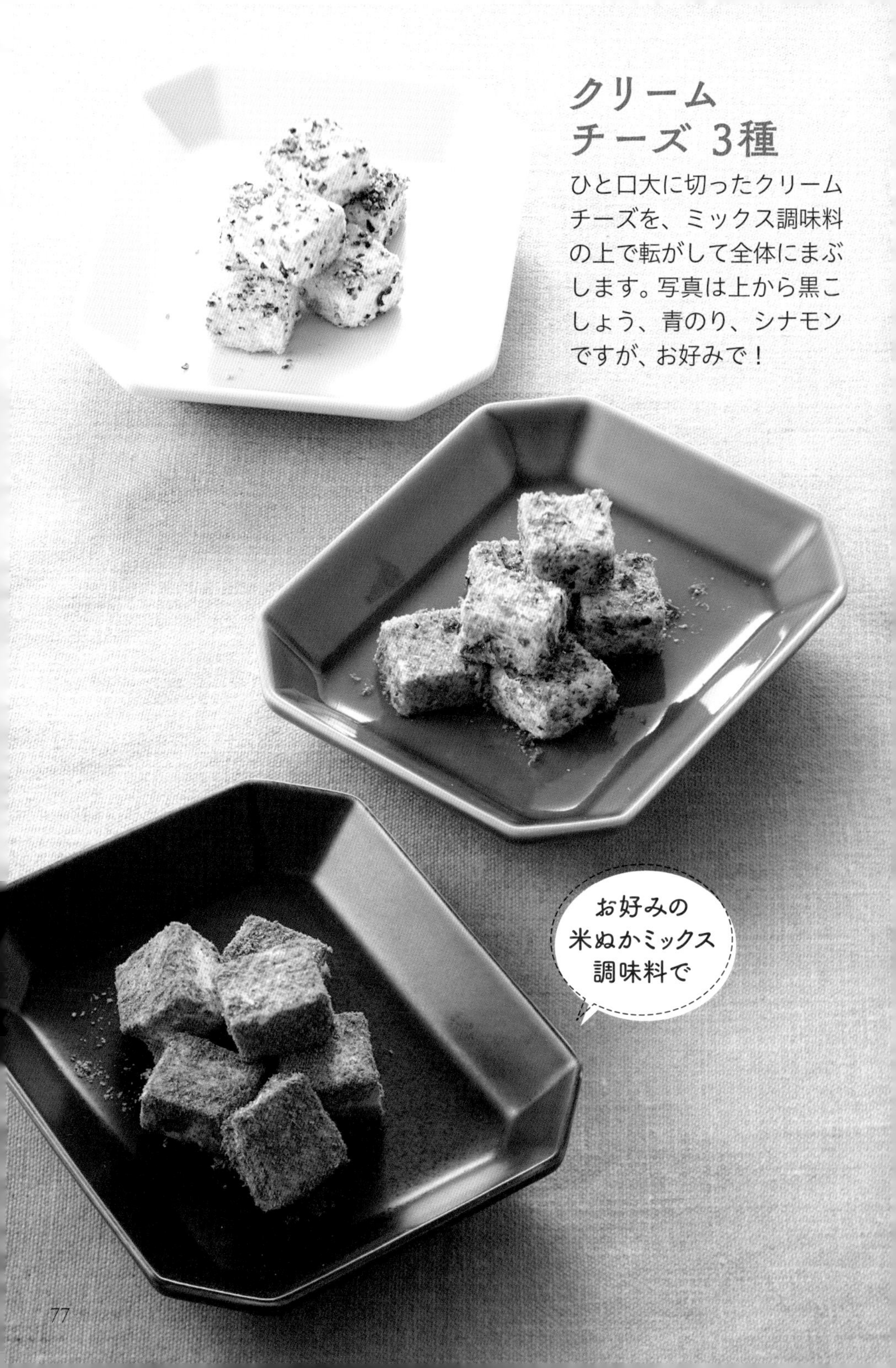

＼白いごはんによく合う／

米ぬか入りふりかけ

もともと米ぬかは精米のときに出る副産物。
その米ぬかを加えたふりかけをごはんにかけると、
甘みや香ばしさが増して、よりおいしくなります。
少量で満足感が得られるのも、うれしいポイント!

おかかふりかけ

かつお節とお好みのミックス調味料を混ぜるだけ。
かつお節は細かいほうが混ざりやすく、味もなじみます。

※清潔な保存容器に入れ、冷蔵庫で約1〜2週間保存可能。

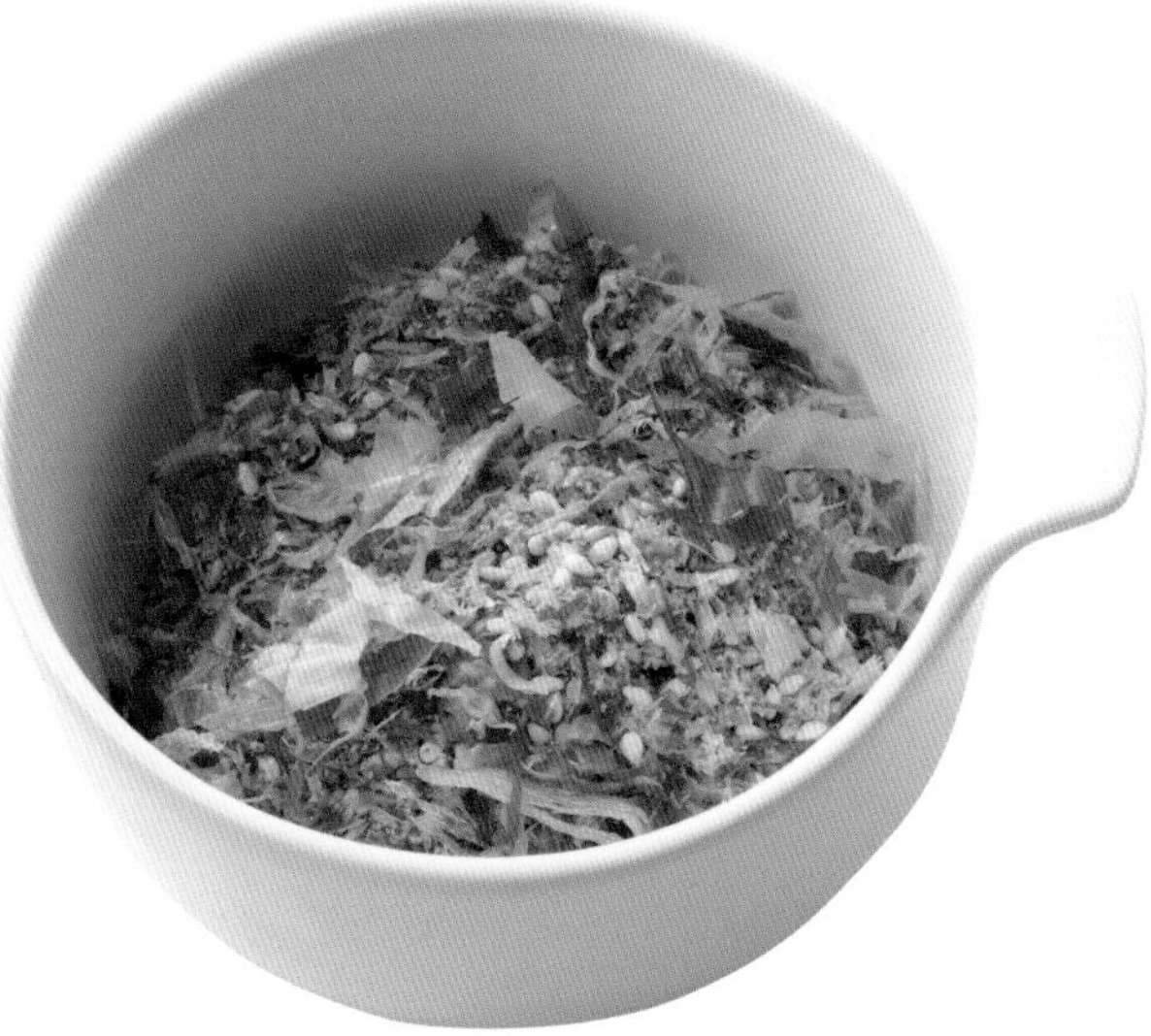

材料（作りやすい分量）

米ぬか青のりパウダー …… 大さじ1強
米ぬかすり白ごまパウダー …… 大さじ1強
かつお節 …… 5g
塩 …… ひとつまみ
お好みで**米ぬか七味唐辛子パウダー** …… 適量
←P70参照

作り方

材料をよく混ぜ合わせる。

ごはんにふりかければ、
おいしさだけでなく、
玄米の2倍の栄養素が
同時に摂取できます

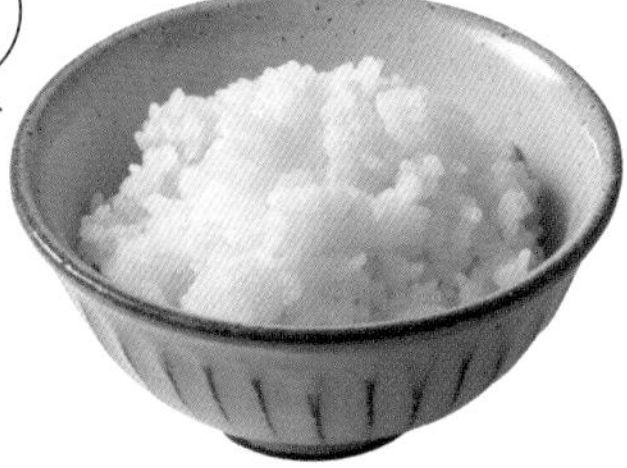

さけフレーク

さけは熱湯でゆでると、臭みが取れて仕上がりの味が格段においしくなります。サラダのトッピングにも好適です。

※清潔な保存容器に入れ、冷蔵庫で約5日保存可能。

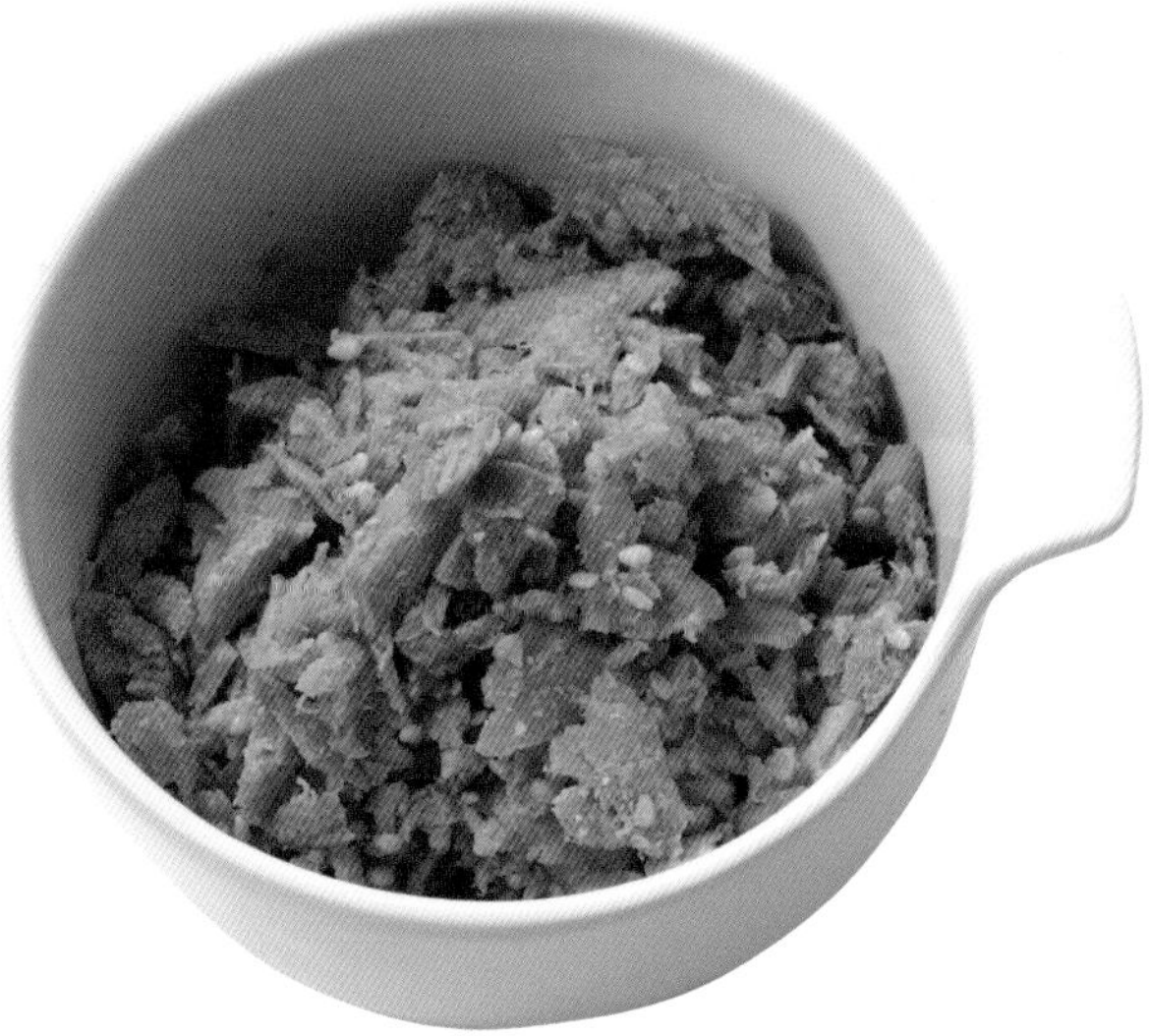

材料（作りやすい分量）

塩ざけ …… 2切れ
米ぬかパウダー …… 大さじ1
白ごま …… 小さじ1
酒 …… 小さじ1
みりん …… 小さじ

作り方

1 さけを熱湯でゆでて水気をきり、皮と骨を除いて細かくほぐす。
2 フライパンを弱火で熱して1、米ぬかパウダーを煎る。酒とみりんで味を調え、仕上げに白ごまを加えて混ぜる。

たらこチーズ

**たらこだけでも美味ですが、粉チーズを加えコクをプラス。
パスタにあえたり、トーストにかけるなど応用できます。**

※清潔な保存容器に入れ、冷蔵庫で約5日保存可能。

米ぬか

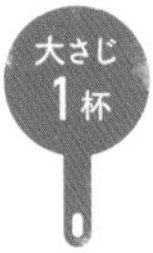

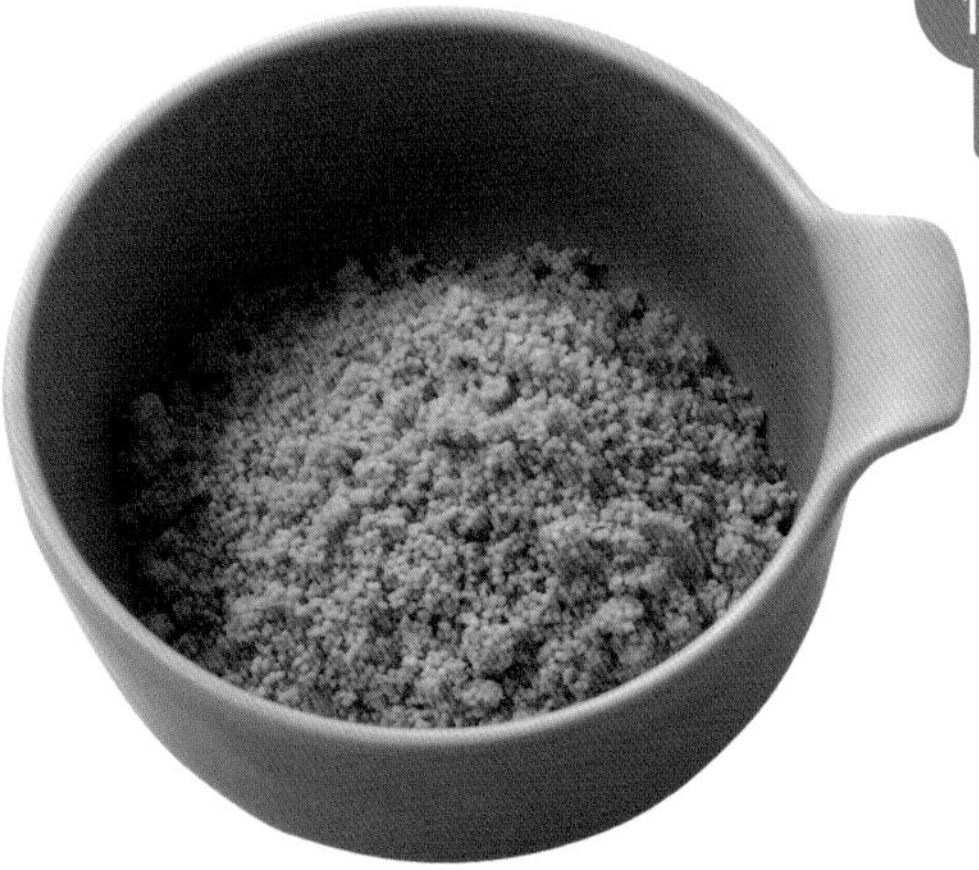

材料（作りやすい分量）

たらこ …… 1腹
米ぬかパウダー …… 大さじ1
粉チーズ …… 大さじ1

作り方

1 オーブントースターにアルミホイルをしき、たらこを焼き、取り出して冷ます。
2 1をおろし金でおろし、米ぬかパウダー、粉チーズを加え混ぜる。

韓国風のりふりかけ

**ごま油をなじませたのりは、米ぬかパウダーがつきやすくなります。
でき立ての韓国のりは、香ばしさが格別です。**

※清潔な保存容器に入れ、冷蔵庫で約7日保存可能。

米ぬか

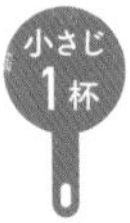

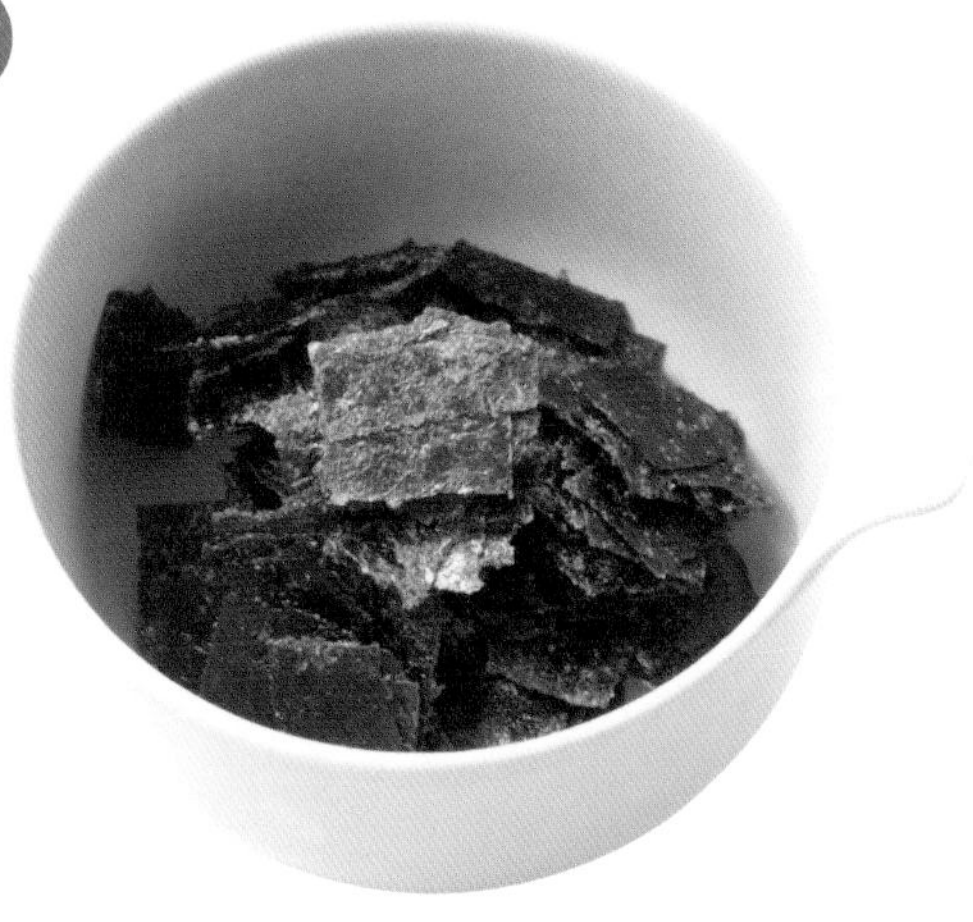

材料（作りやすい分量）

のり …… 3枚
米ぬかパウダー …… 小さじ1
ごま油 …… 大さじ1
塩 …… ひとつまみ

作り方

1 のりを手でもむか、はさみで切って細かくする。
2 フライパンにごま油をしいて、1、米ぬかパウダーを炒める。香りが立ったら塩をふり入れ、火を止める。

鶏そぼろ

ひき肉と米ぬかパウダーを炒め合わせると、量が増えて
ひき肉がホロホロとほぐれます。野菜にのせればディップに!

※清潔な保存容器に入れ、冷蔵庫で約2日保存可能。

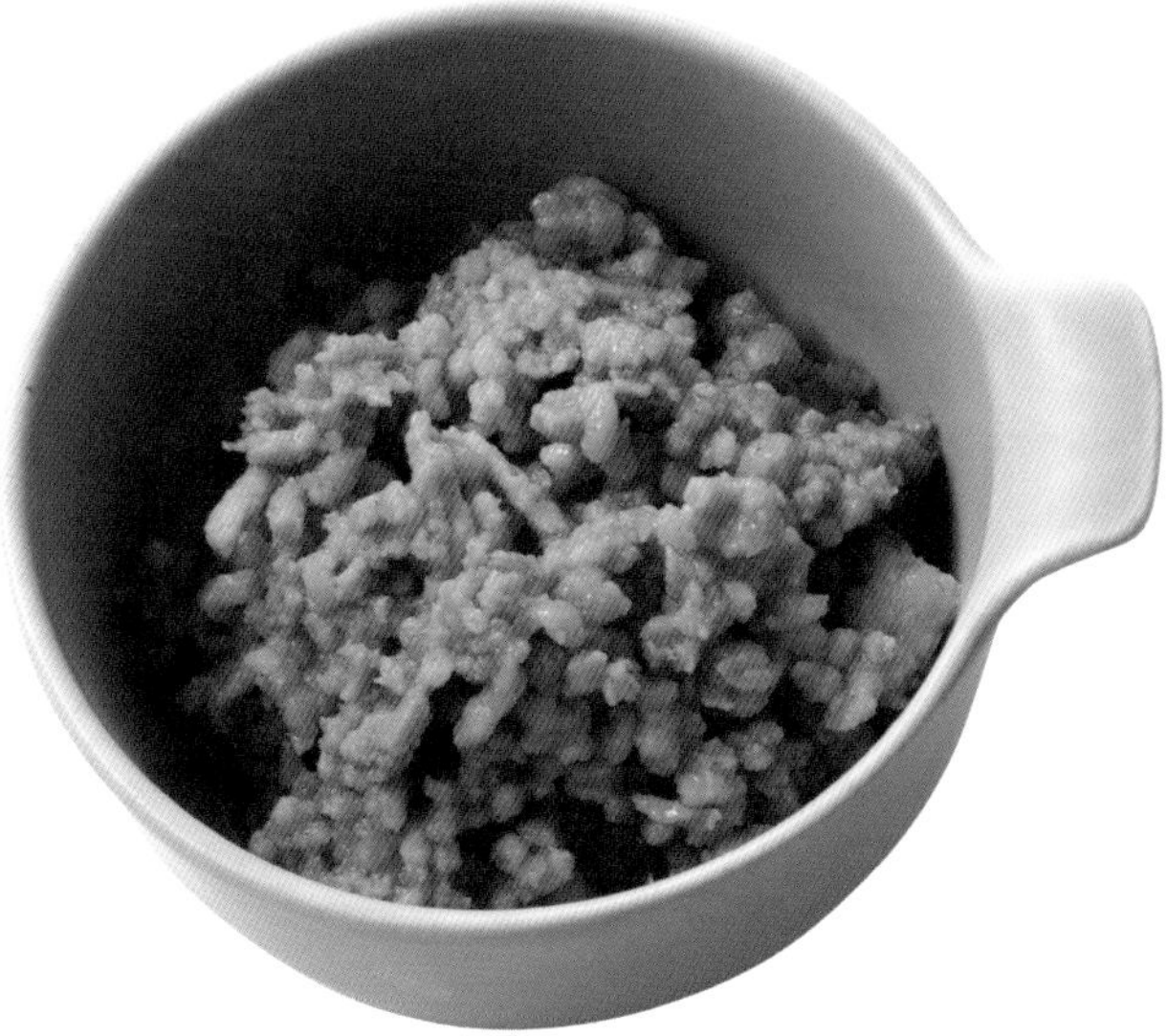

米ぬか
大さじ
1杯

材料（作りやすい分量）

鶏ひき肉 …… 100g
米ぬかパウダー …… 大さじ1
サラダ油 …… 小さじ2
A
しょうゆ …… 大さじ1
みりん …… 大さじ1
オイスターソース …… 小さじ1
酒 …… 小さじ1
砂糖　小さじ1

作り方

1 フライパンにサラダ油を熱して、ひき肉と米ぬかパウダーを炒める。
2 火が通ったら弱火にしてAを加え、よく炒めて味をからめる。

毎日、米ぬかライフ❶

朝食は米ぬかパウダーの腸活からスタート

朝からたっぷりの野菜を食べて、ビタミンやミネラル、食物繊維を摂取できるならば、こんなに理想的な朝食はありません。

でも時間のない朝に、そんな食事は難しいのが現実。そこで手間なく十分な栄養成分をとれるのが、米ぬかパウダーです。

米ぬかのビタミンB群は代謝を上げ、三大栄養素のエネルギー変換をスムーズにします。またフェルラ酸には、紫外線から肌を守る効果もあります。

米ぬかパウダーをふったり混ぜたりするだけで、ダイエットや健康効果が高まります。

米ぬかミックス調味料（P68～73参照）を使えば、味のバリエーションも広がります。

トースト

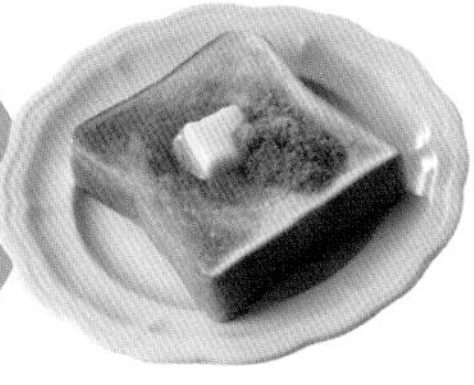

こんがりトーストにふるだけ。米ぬかパウダーで、香ばしさ倍増。

ヨーグルト

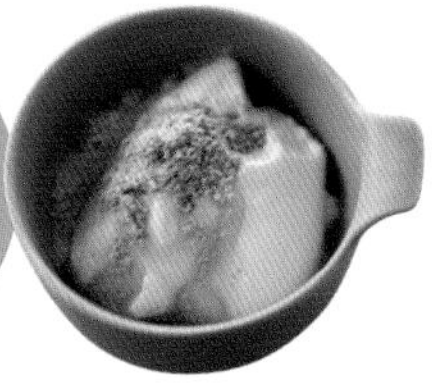

はちみつをかけるとオリゴ糖効果でさらなる腸活が期待できます。

納豆

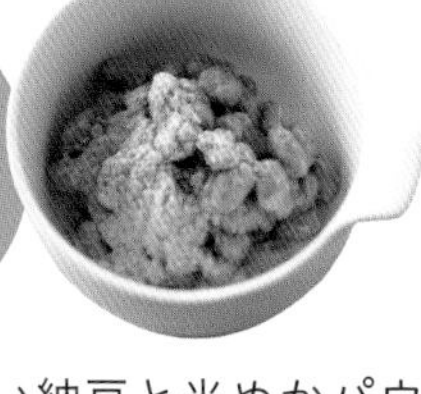

栄養価の高い納豆と米ぬかパウダーを合わせて、免疫力アップ！

卵料理

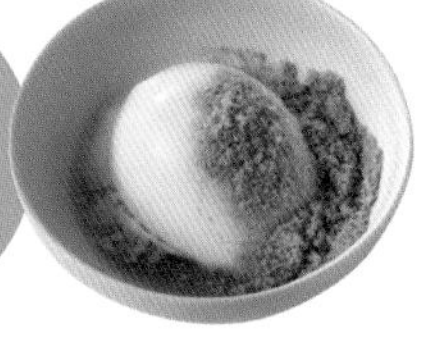

良質なたんぱく質の卵と米ぬかパウダーで疲労回復効果が期待大。

PART 3

やせる！ 米ぬか健康レシピ

煎って香ばしさと甘みが出た
米ぬかパウダーを料理にパラパラ。
米ぬかパウダーが
いつものメニューをヘルシーに！

調理時のmemo

- 米ぬかパウダー大さじ 1 ＝ 9g、小さじ 1 ＝ 3g です
- 一般的な食材は小さじ 1=5ml（5cc）、大さじ 1=15ml（15cc）、1 カップ =200ml（200cc）です。
- 火加減は、特に指定がない場合は中火です。
- 分量は作りやすさを優先し、レシピによって個数表記、g 表記などがあります。
- 材料で「適量、お好みで」と表記している部分は、ご自身の作りやすい分量、食べられる分量で調整してください。
- フライパンはフッ素樹脂加工のものを使用しています。
- 電子レンジの加熱時間は、600W の場合の目安です。500w は加熱時間を 2 割増しにしてください。また機種によって差があるので、様子を見ながら加熱してください。
- オーブン、オーブントースターは 1000W のものを使用。機種により多少焼き上がり時間が異なります。様子を見ながら加熱してください。
- 野菜類は特に指定のない場合、洗う、皮をむくなどの作業をすませてからの手順を説明しています。

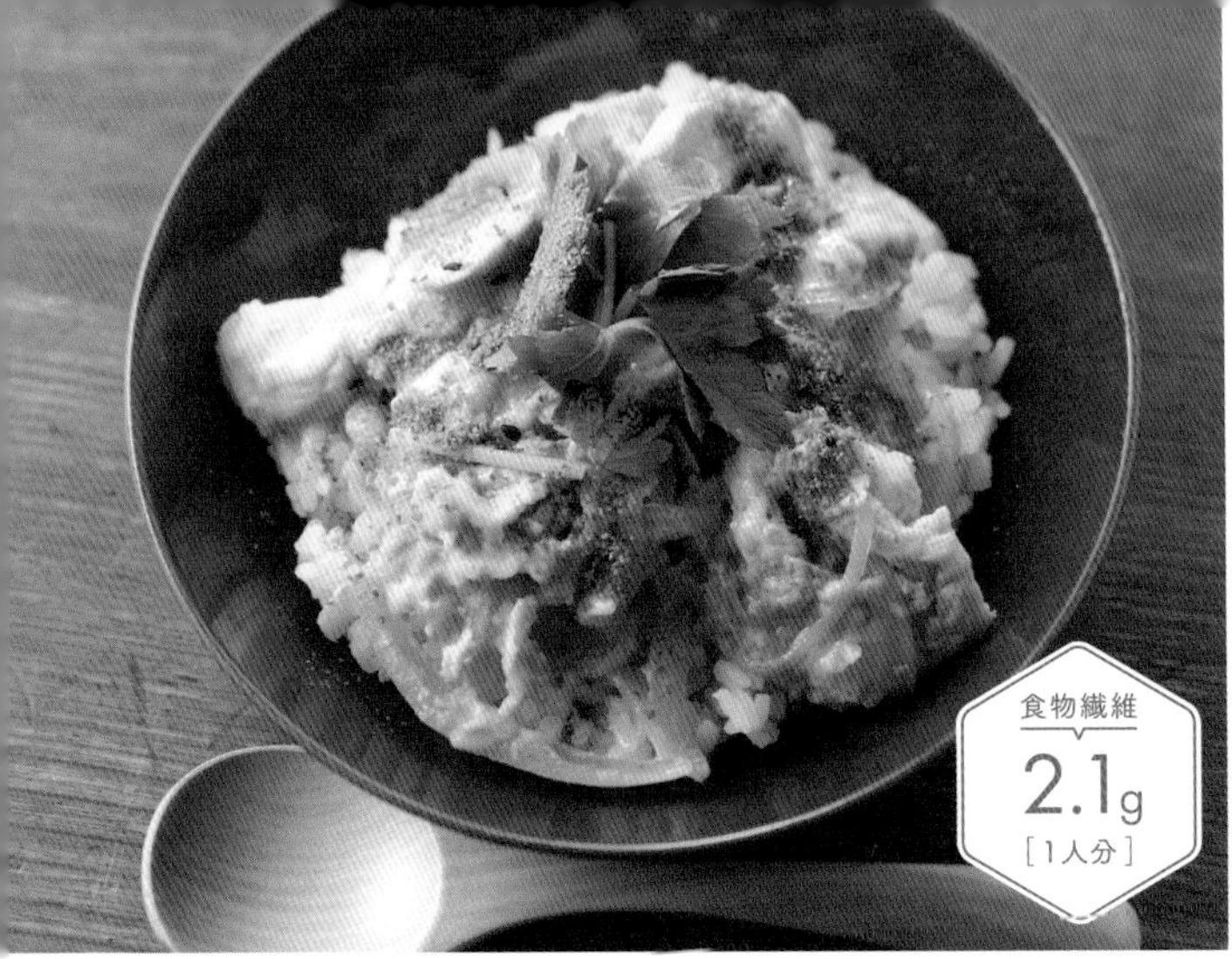

主食

水分を含むとふくらむ米ぬかを使えば、栄養補給に加え〝かさ増し〟効果も。
ごはんやめん、パンの量を減らしても十分に満足できます。

米ぬかと混じり合った卵で、
トロトロ＆フワフワ度がアップ

ささみのふわとろ親子丼

米ぬか 大さじ1杯

材料（2人分）

ささみ …… 2本
玉ねぎ …… 1/4個
A
- 水 …… 50ml
- めんつゆ（ストレート） …… 大さじ3
- 酒 …… 小さじ1

米ぬかパウダー …… 大さじ1
卵 …… 2個
温かいごはん …… 茶碗2杯分
あれば三つ葉 …… 適量

作り方

1 ささみはそぎ切り、玉ねぎは薄切りにする。
2 フライパンにAを入れて中火にかけ、煮立ったら1を加えて5分くらい煮て、米ぬかパウダーを混ぜ合わせる。
3 2を弱火にして溶いた卵を回し入れ、半熟状になったら火を止める。
4 器にごはんを盛って3を半量のせ、あれば三つ葉をあしらう。残りも同様に。

ダイエットメモ

煮汁がしみ込んだところに加えた米ぬかパウダーが、煮るほどに低糖質高たんぱく質をコーティング。肉がパサつかず、しっとりとします。

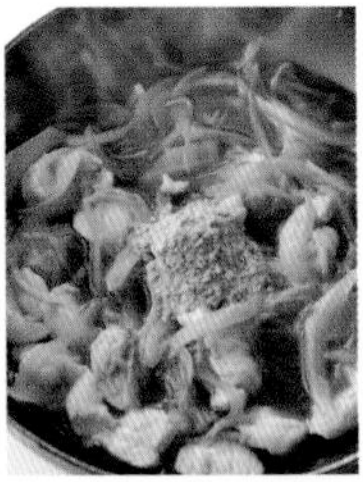

米ぬか
大さじ2杯

米ぬかと根菜で食物繊維たっぷりのカレー。腸内環境を整える

チキンと根菜の腸スッキリカレー

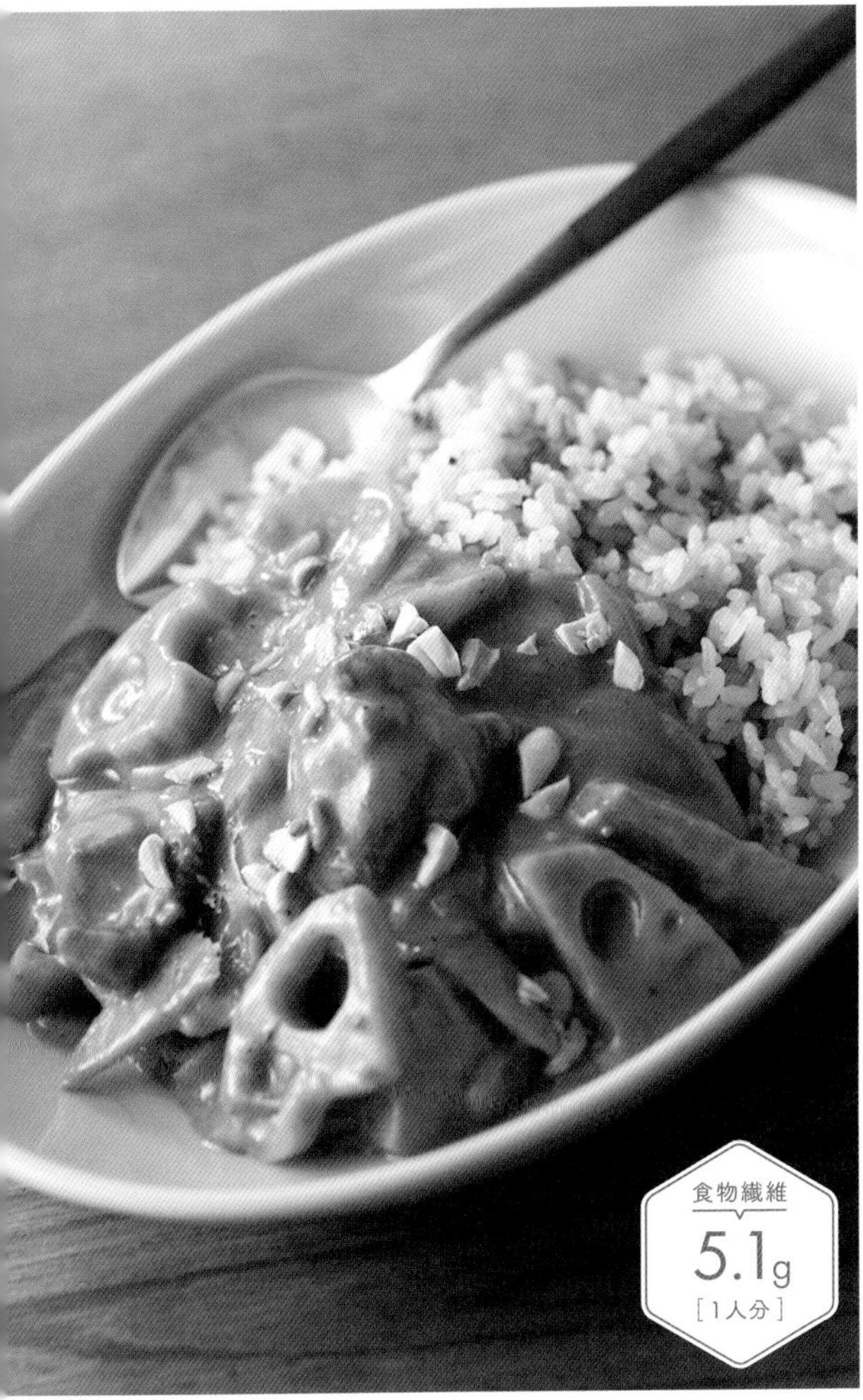

材料（2人分）

鶏もも肉 …… 80g
玉ねぎ …… 1/4個
ごぼう …… 1/3本
れんこん …… 長さ2cm
サラダ油 …… 大さじ1
にんにくのみじん切り
…… 1かけ分
水 …… 200ml
赤唐辛子の輪切り …… 少々
A カレールウ …… 30g
A しょうゆ …… 小さじ2
A ラー油 …… 大さじ1
米ぬかパウダー …… 大さじ1
米ぬかハニーピーナッツ
…… 大さじ1←P67参照
ごはん（お好みで雑穀米）
…… 茶碗2杯分
お好みで刻んだピーナッツ
…… 適量

作り方

1 鶏肉はひと口大に切る。玉ねぎは薄切り、よく皮を洗ったごぼうはささがき、れんこんは薄い輪切りにする。
2 フライパンににんにくとサラダ油を熱して1の鶏肉を炒め、焼き色をつける。残りの野菜、赤唐辛子をさっと炒め合わせて水を加える。
3 2が煮立ってきたら、A、米ぬかパウダー、米ぬかハニーピーナッツを溶かし入れ、弱火で10分くらい煮る。
4 器にごはんを盛って3をかけ、お好みで刻んだピーナッツを散らす。

ダイエットメモ

米ぬかパウダーのW使いで、米ぬかの栄養がたっぷり。プレーンな米ぬかパウダーでとろみ、米ぬかハニーピーナッツでコクと甘みを加えます。

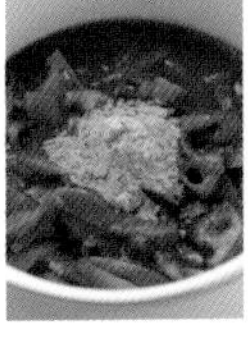

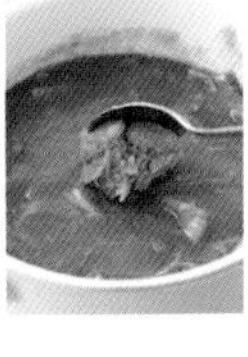

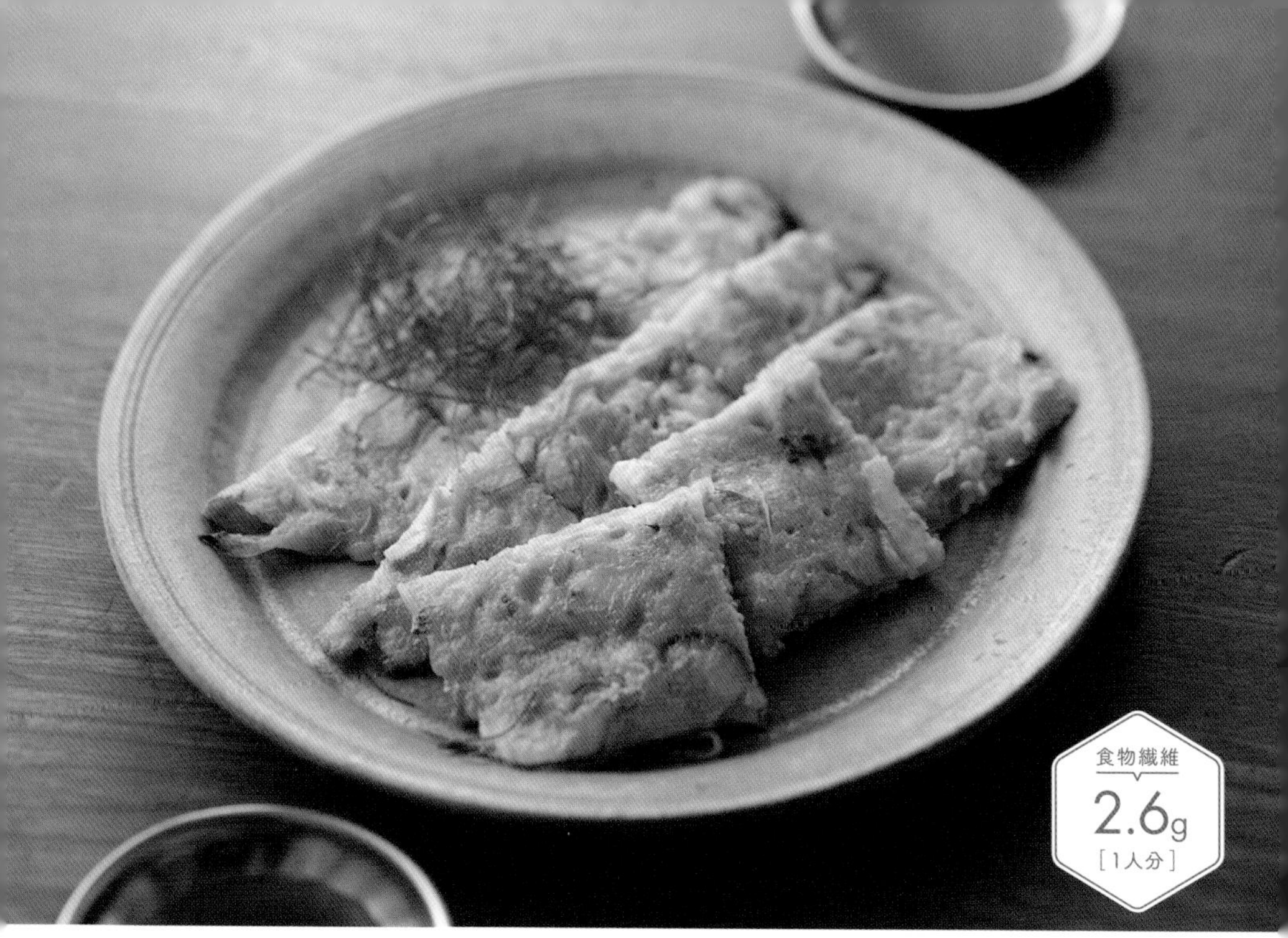

食物繊維
2.6g
［1人分］

米ぬか
大さじ1杯

食物繊維たっぷりチヂミは、生地に米ぬかを加えて小麦粉を減量

ふわふわ米ぬかチヂミ

材料（2人分）

豚薄切り肉…… 40g
長ねぎ…… 1/4本
しいたけ…… 2枚
やまいも…… 10g
紅しょうが…… 10g
A
- **米ぬかパウダー**…… 大さじ1
- 薄力粉…… 25g
- 水…… 大さじ2
- だし（顆粒）…… 小さじ1/2

サラダ油…… 大さじ1
ぽん酢しょうゆ…… 適量
お好みで糸唐辛子…… 適量

作り方

1 豚肉はひと口大に切り、長ねぎは斜めせん切り、しいたけは軸を取って薄切りにする。やまいもはすりおろす。
2 ボウルに1、紅しょうが、Aを入れ、混ぜ合わせる。
3 フライパンにサラダ油を熱し、2を流し入れて薄く全体に広げる。両面をカリッと焼く。
4 3を適当な大きさに切り、皿に盛ってぽん酢しょうゆ、お好みで糸唐辛子を添える。

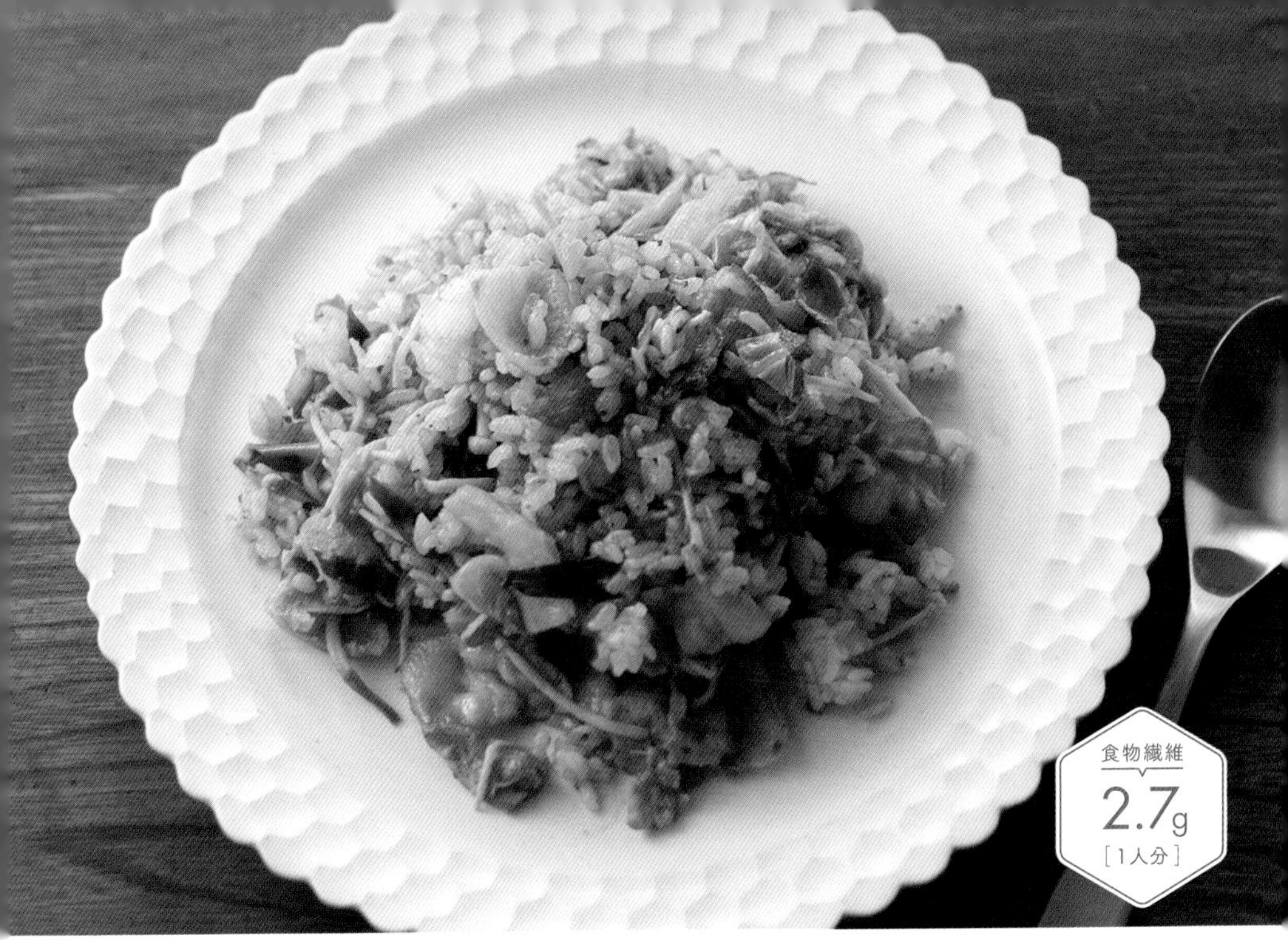

米ぬか
大さじ1杯

えのきだけで量感をアップ。米ぬかが水分を吸って、ごはんはパラパラ！

脂肪燃焼豚キムチチャーハン

材料（2人分）

豚ばら肉……50g
白菜キムチ……30g
万能ねぎ……3本
えのきだけ……1/2束
卵……1個
ごはん……茶碗1と1/2杯
A
- **米ぬかパウダー**……大さじ1
- しょうゆ……小さじ1
- 塩……小さじ1/4
- 黒こしょう……少々

サラダ油……大さじ1
ごま油……大さじ1

作り方

1 豚肉は、ひと口大に切る。
2 キムチは食べやすい大きさに切り、万能ねぎは斜め切りにする。えのきだけは根元を落とし、半分の長さに切ってほぐす。
3 フライパンにサラダ油をしいて強火で熱し、1、2、Aの順に加えて炒め合わせる。さらにごはんを加えて炒め、パラパラになったら一度取り出す。
4 3のフライパンを強火にかけ、ごま油をしいて溶き卵を流し入れる。混ぜながら焼いて半熟状になったら、3を戻して手早く炒め合わせる。

ダイエットメモ

米ぬかのイノシトールは血流を促進し、脂肪をたまりにくくします。
さらにキムチの赤唐辛子で脂肪の燃焼効果が期待できます。

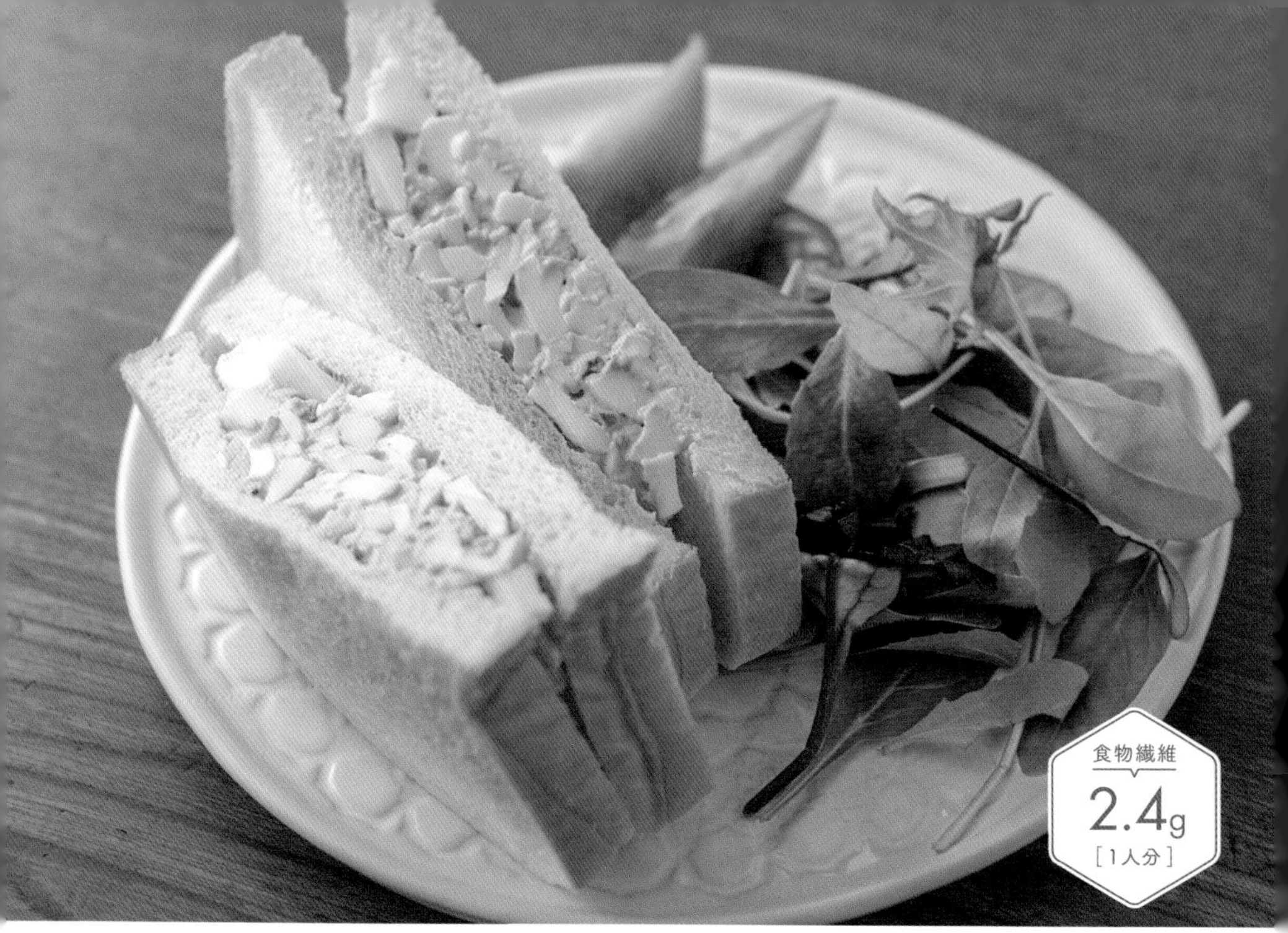

米ぬか
大さじ3杯

卵にヘルシーな米ぬか入りのマヨネーズを混ぜて、カロリーダウン

ヘルシー卵サンド

材料（2人分）

ゆで卵 …… 2個
ピクルス …… 適量
バター（無塩） …… 5g
A
- 米ぬか香ばしマヨヨーグルト …… 大さじ3←P66参照
- 塩、黒こしょう …… 各少々

食パン（8枚切り） …… 2枚
お好みの葉野菜 …… 適量
お好みでトマト …… 適量

作り方

1 ゆで卵、刻んだピクルスをボウルに入れ、Aを加えて卵をつぶしながら混ぜ合わせる。
2 パンの内側になる面にバターをぬり、1をたっぷりのせてもう1枚ではさむ。
3 2を食べやすい大きさに切って皿にのせ、お好みの葉野菜やトマトを添える。

ダイエットメモ

ゆでた卵に米ぬかとヨーグルト入りのマヨネーズを混ぜて定番サンドに。食べながら、ダイエットで不足しがちなカルシウムが補給できます。

米ぬか
大さじ
4杯

きのこと米ぬかで、食物繊維を強化。ヘルシーな豆乳がまとめ役！

えびとアスパラときのこの米ぬかグラタン

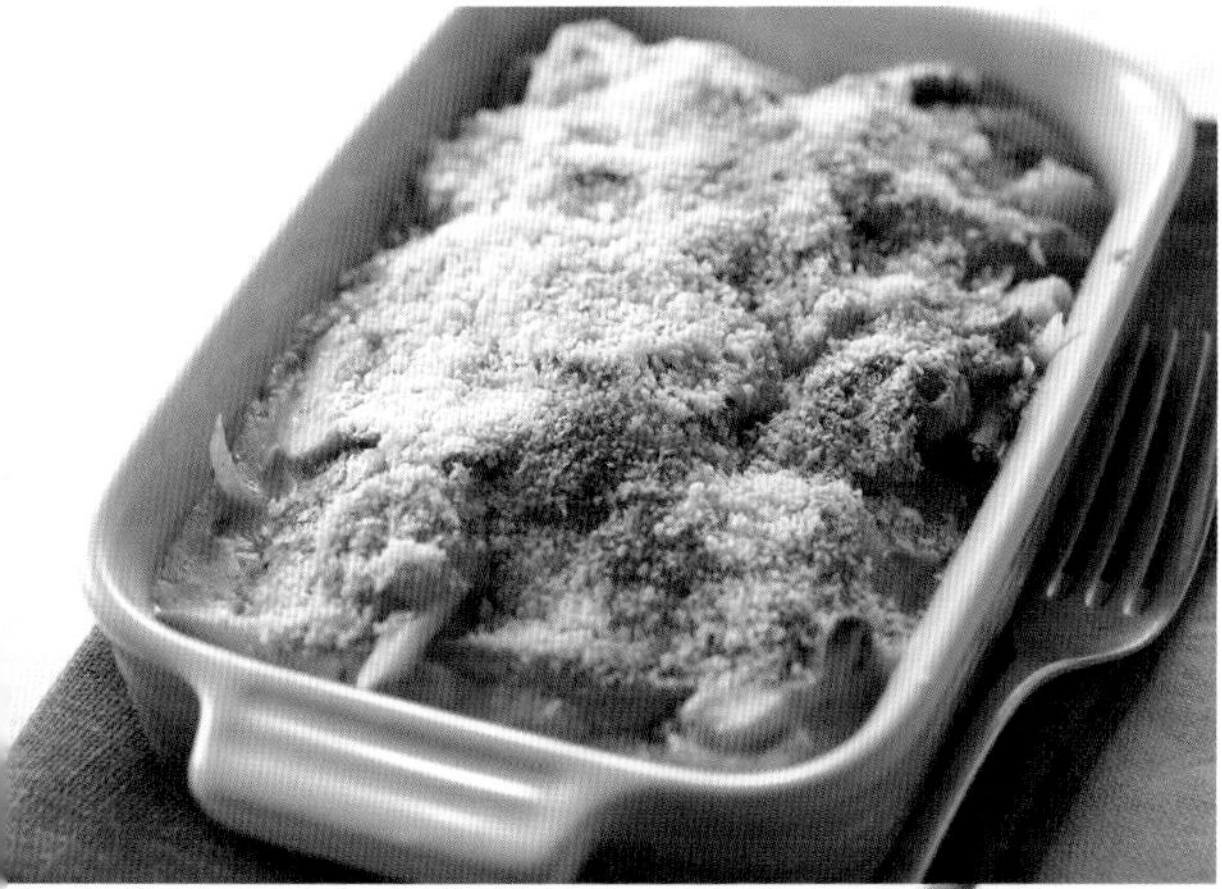

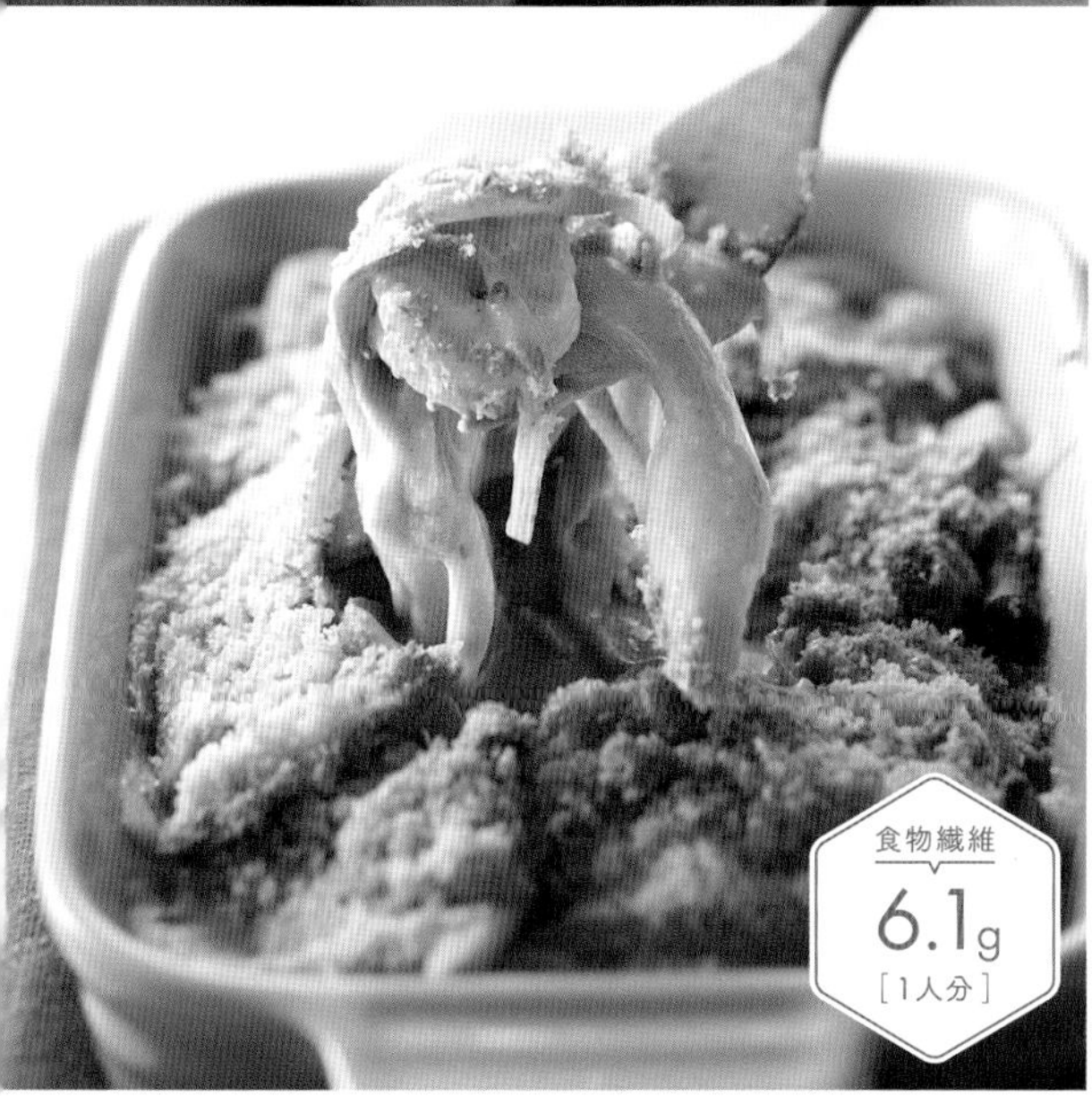

材料（2人分）

グリーンアスパラガス …… 2本
しめじ …… 1/4房
えび …… 30g
マッシュルーム …… 1個
エリンギ …… 1/2本
玉ねぎ …… 1/4個
エクストラバージンオリーブオイル …… 大さじ1
塩 …… 小さじ1
こしょう …… 少々

A
- **米ぬかパウダー** …… 大さじ3
- バター（無塩） …… 30g
- 固形スープの素 …… 1個

豆乳 …… 100ml

B
- **米ぬかパウダー** …… 大さじ1
- 粉チーズ …… 大さじ1
- パン粉 …… 大さじ1

作り方

1 アスパラは斜め薄切り、しめじは石づきを切ってほぐし、マッシュルーム、エリンギ、玉ねぎは薄切りにする。
2 フライパンにオリーブオイルを熱して1、えびを炒め、塩、こしょうで味を調え、一度取り出す。
3 2のフライパンを洗ってAを入れて弱火にかけ、木べらで混ぜながら炒める。粘り気が出てきたら豆乳を加え、混ぜ合わせる。
4 3に2を合わせて耐熱皿に入れ、合わせたBを全体にふり、オーブントースターで15分くらい焼く。

ダイエットメモ

ホワイトソースの小麦粉を、米ぬかパウダーにかえてヘルシーに。粉チーズにも米ぬかパウダーを合わせると、焼き上がりが一層香ばしくなります。

米ぬか
大さじ
1杯

たっぷりのもやしと米ぬかパウダーで、うどん1玉でも十分のボリューム

ひき肉とピーマンの焼きうどん

材料（2人分）

ピーマン …… 2個
長ねぎ …… 1/2本
サラダ油 …… 大さじ1
牛ひき肉 …… 60g
もやし …… 1袋
塩、こしょう …… 各少々
うどん …… 1玉
A **米ぬかパウダー** …… 大さじ1
A 市販の焼肉のたれ …… 大さじ2
A しょうゆ …… 小さじ1

作り方

1 ピーマンは細切り、長ねぎは斜めせん切りにする。
2 フライパンにサラダ油を熱して、ひき肉、1、もやしを炒め、塩、こしょうをふる。
3 2にうどんを加えて炒め合わせ、Aを加えてよくからめて火を止める。

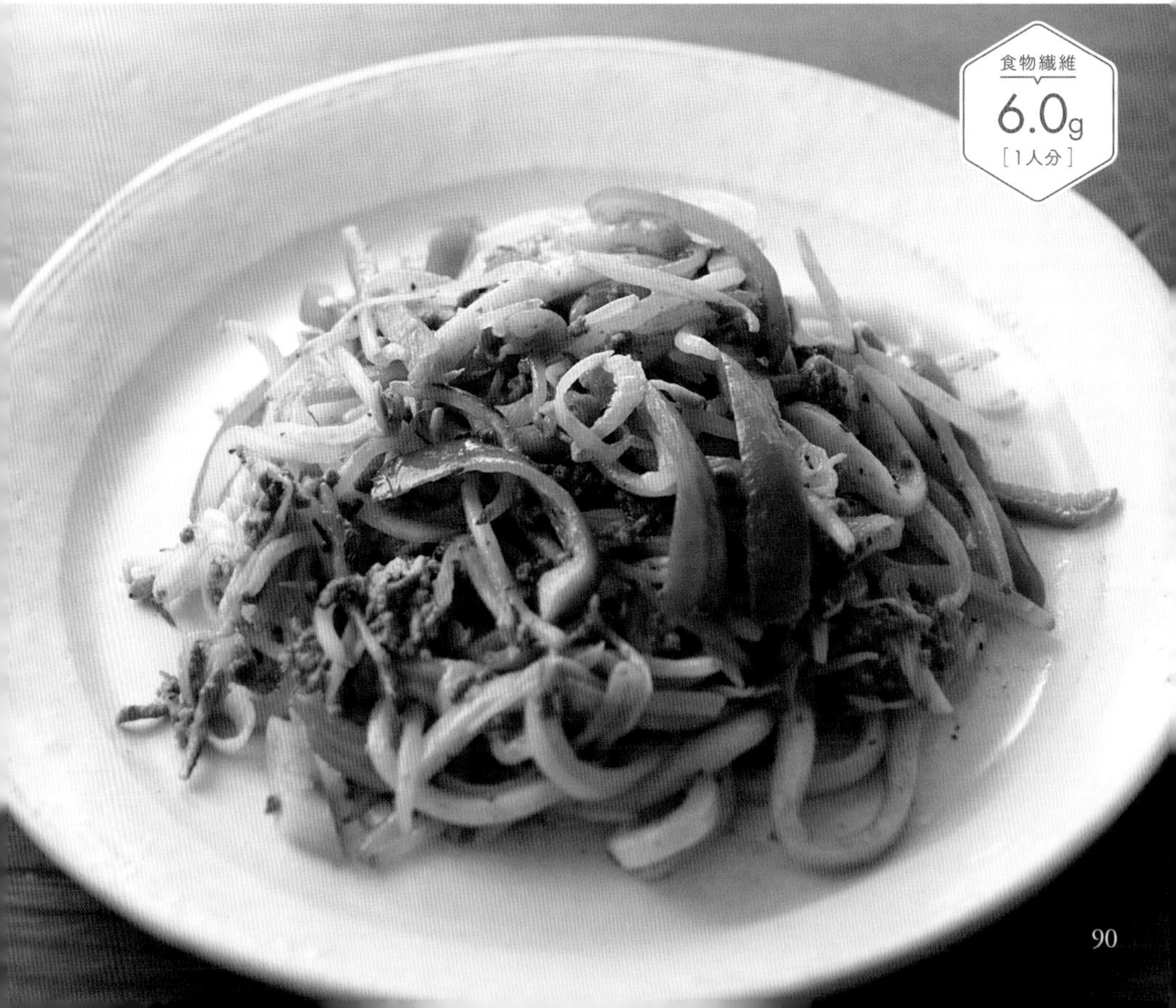

米ぬか
大さじ
1杯

魚介のうま味を「米ぬかハーブミックス」と青じそが引き立てる

魚介と青じその米ぬかペペロンチーノ

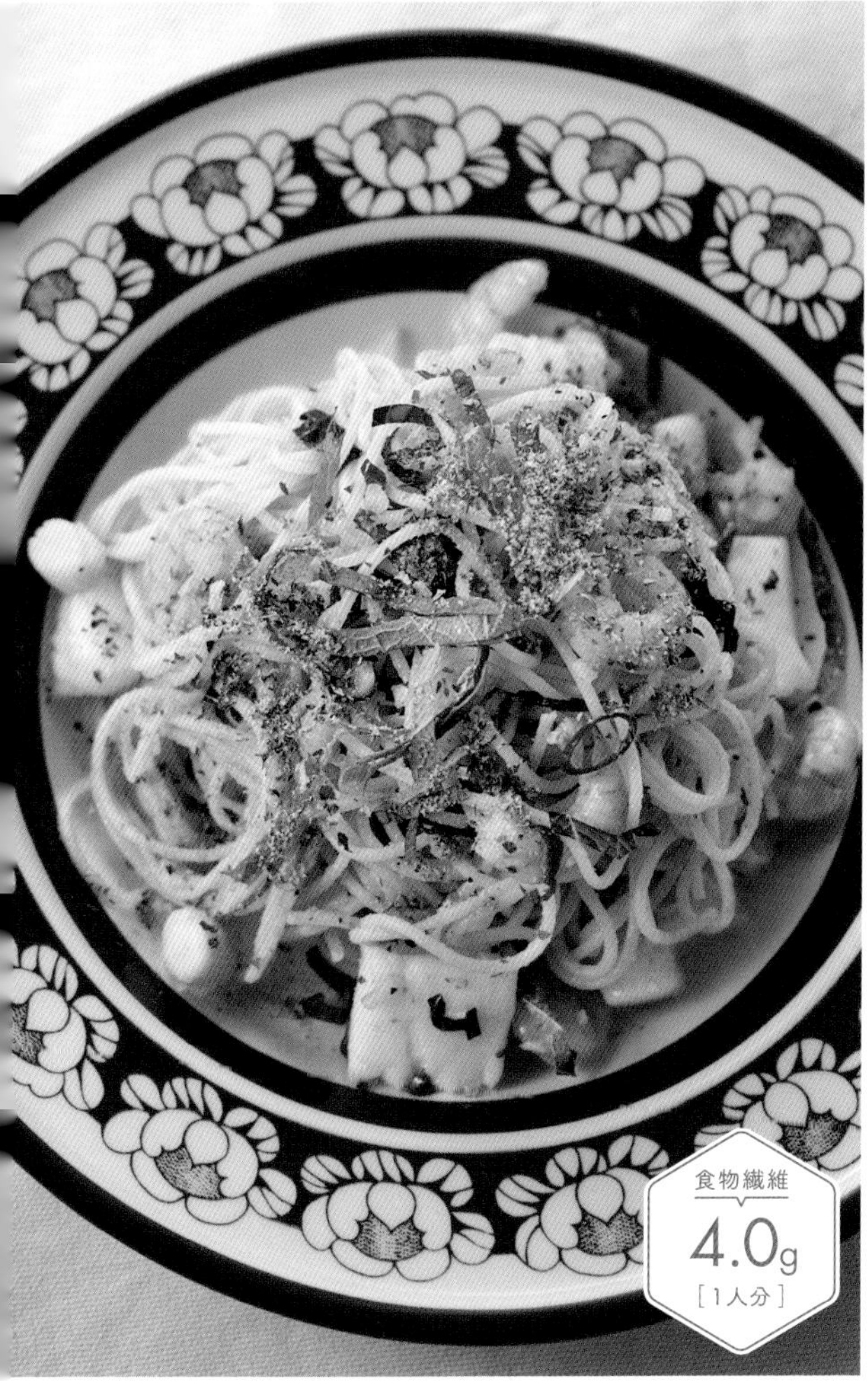

食物繊維
4.0g
［1人分］

材料（2人分）

パスタ（乾めん）…… 160g
にんにくのみじん切り
…… 1かけ
シーフードミックス …… 60g
赤唐辛子の輪切り …… 少々
エクストラバージンオリーブオイル …… 大さじ3
塩 …… ひとつまみ
米ぬかパウダー …… 大さじ1
青じそ …… 10枚
お好みで**米ぬかハーブミックス**
…… 適量←P72参照

作り方

1 鍋にたっぷりの湯を沸かし、塩少々（分量外）を加えてパスタを指定の時間ゆで、汁気をきる。
2 フライパンにオリーブオイルを熱して、にんにく、シーフードミックス、赤唐辛子を順に炒め合わせ、塩で味を調える。
3 2に1のパスタ、ゆで汁大さじ3、米ぬかパウダー、せん切りにした青じそを入れ、炒め合わせる。
4 3を皿に盛り、お好みで米ぬかハーブミックスをふる。

ダイエットメモ

ゆでたてのパスタに米ぬかパウダーを炒め合わせると、パスタがもっちりとして、食べ応えを感じます。パスタはお好みのものでOKです。

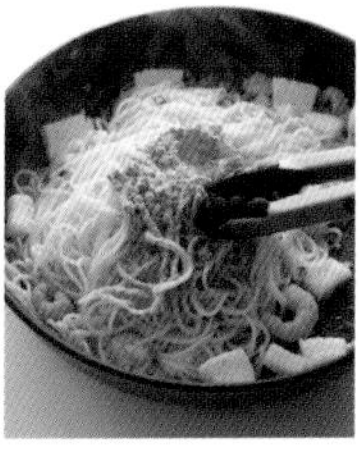

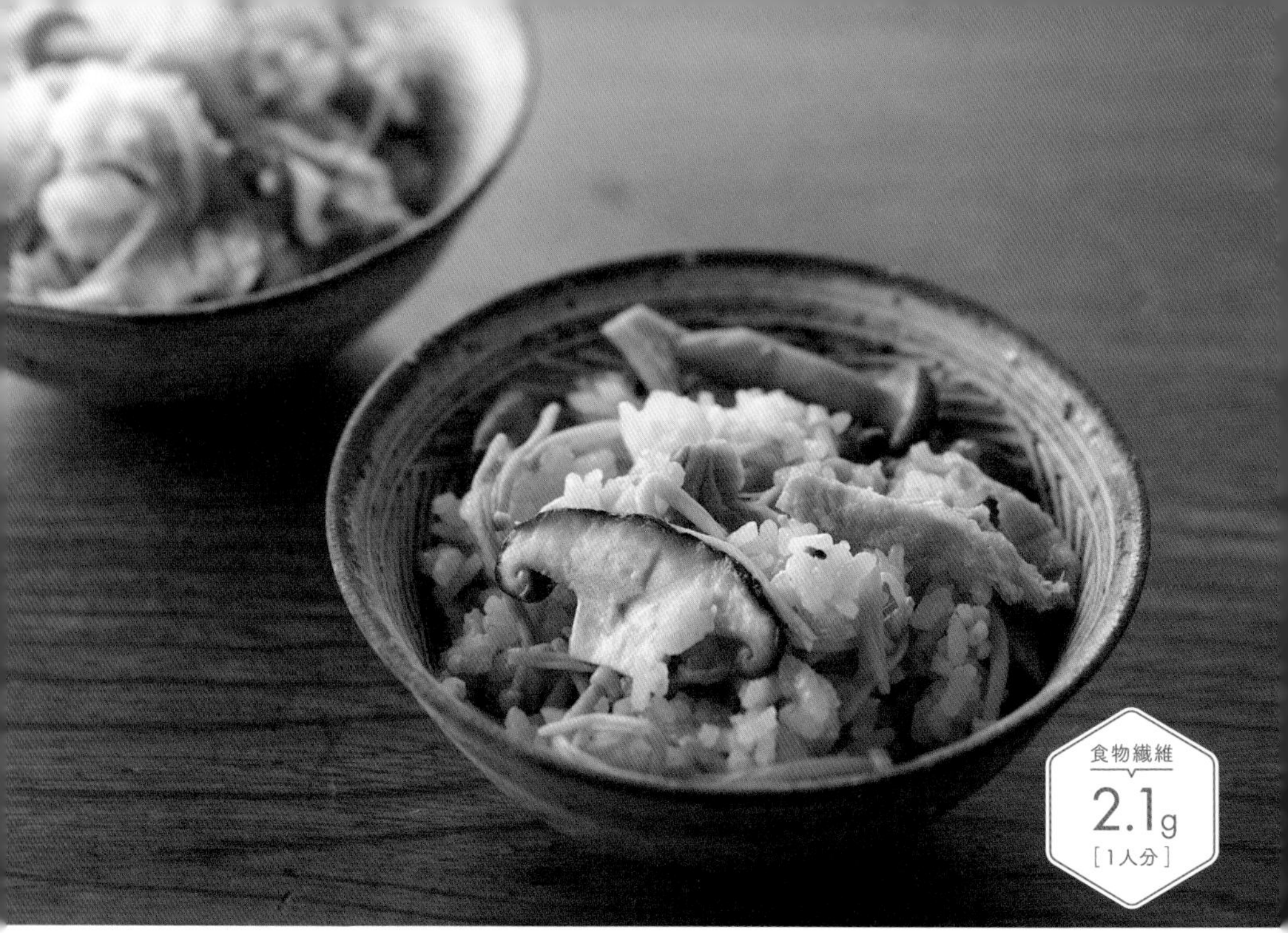

米ぬか 大さじ1杯

きのこのうま味が広がって、ほっこり心がリラックスするおいしさ

きのこのほっこり炊き込みごはん

材料（2人分）

米 …… 2合
しいたけ …… 1枚
しめじ …… 1/2房
えのきだけ …… 1/2束
油揚げ …… 1/3枚
米ぬかパウダー …… 大さじ1
A だし …… 280ml
A しょうゆ …… 小さじ2
塩 …… 少々

作り方

1 米を洗っておく。
2 しいたけは軸を取って薄切り、しめじは石づきを切ってほぐす。えのきだけは根元を落として、3cmの長さに切る。油揚げは横半分に切って、細切りにする。
3 炊飯器に1を入れて2をのせ、米ぬかパウダーとAを加え、炊く。
4 炊き上がったらふっくらと混ぜ、塩で味を調える。

ダイエットメモ

炊くときに加える米ぬかパウダーときのこで、食物繊維がいっぱい。さらに米ぬかパウダーのGABAの働きがストレスをやわらげてくれます。

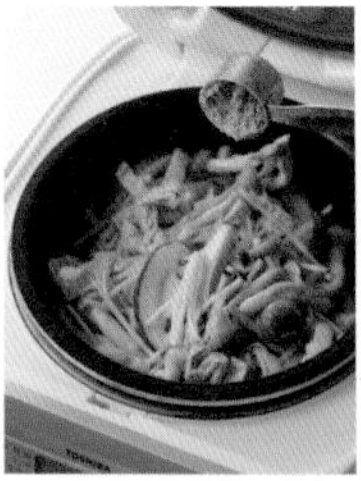

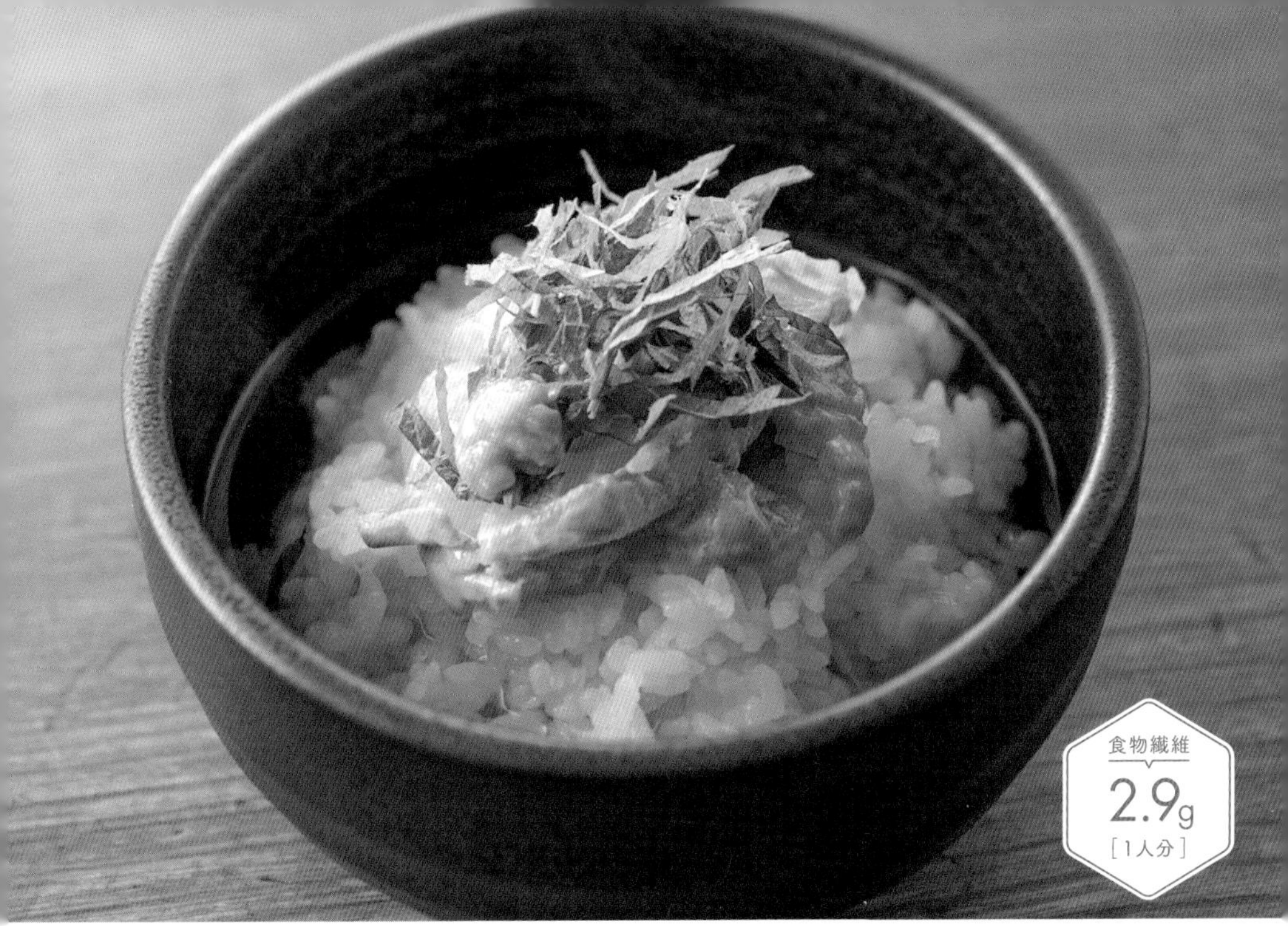

米ぬか
大さじ
3杯

刺身が残ったときにおすすめ。ごま風味の米ぬかが香ばしさを演出！

香ばしたい茶漬け

材料（2人分）

たい（刺身用）…… 1/2さく
米ぬかごまだれ …… 大さじ3
←P63参照
温かいごはん …… 茶碗2杯
お好みで練りわさび …… 適量
だし …… 200ml
青じそ …… 2枚

作り方

1 たいを薄切りにし、米ぬかごまだれをからめる。
2 ごはん半量を茶わんに盛り、1の半量、青じそのせん切りをのせ、お好みでわさびを添える。
3 2に温めただしを注ぐ。

ダイエットメモ

刺身を米ぬかパウダーを加えたたれに漬け込むと、しっとりとしてきます。だしが面倒なときは、お好みのお茶や湯でもおいしい！

毎日、米ぬかライフ❷

米ぬかパウダーを かけるだけで、健康ランチに

ランチは外食やテイクアウト、またはコンビニなどで買うという人が多いでしょう。

安くて満腹になるランチとなると、炭水化物が多く、野菜は少なめというメニューが多いもの。これではダイエットどころか、体重増加への道をたどることになってしまいます。

そんなランチに米ぬかパウダーを合わせると、豊富な食物繊維が、摂取し過ぎた脂質や糖質を体外に排出。栄養価とともに、ダイエットや健康効果も高めます。

小袋やびんなどに煎った米ぬかパウダーを入れて携帯すれば、自宅外でも手早く加えることができます。

コンビニランチに

カレーやパスタには、よく混ぜると、米ぬかパウダーの食感がなじんで気になりせん。粉チーズやハーブを合わせた米ぬかパウダーは、ふりかけるだけで風味も豊かになります。

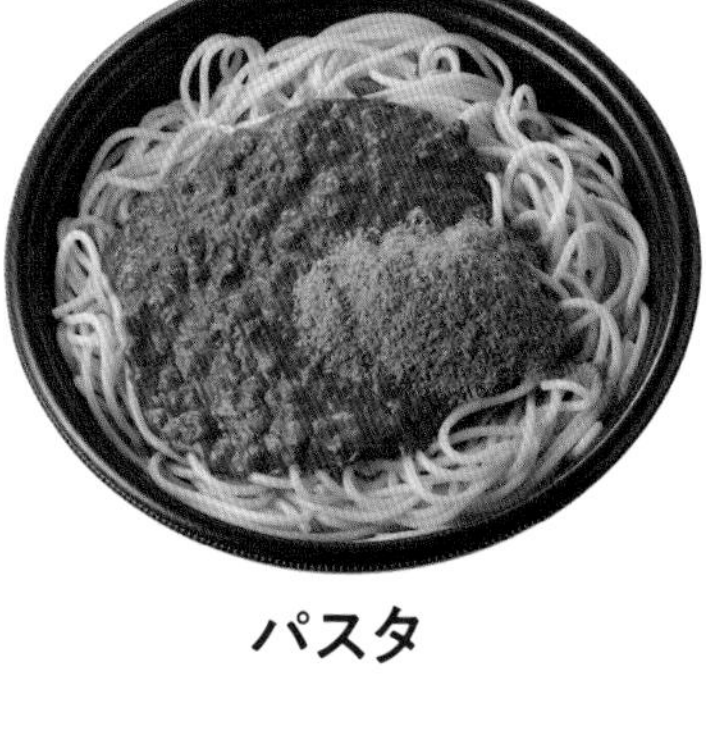

パスタ

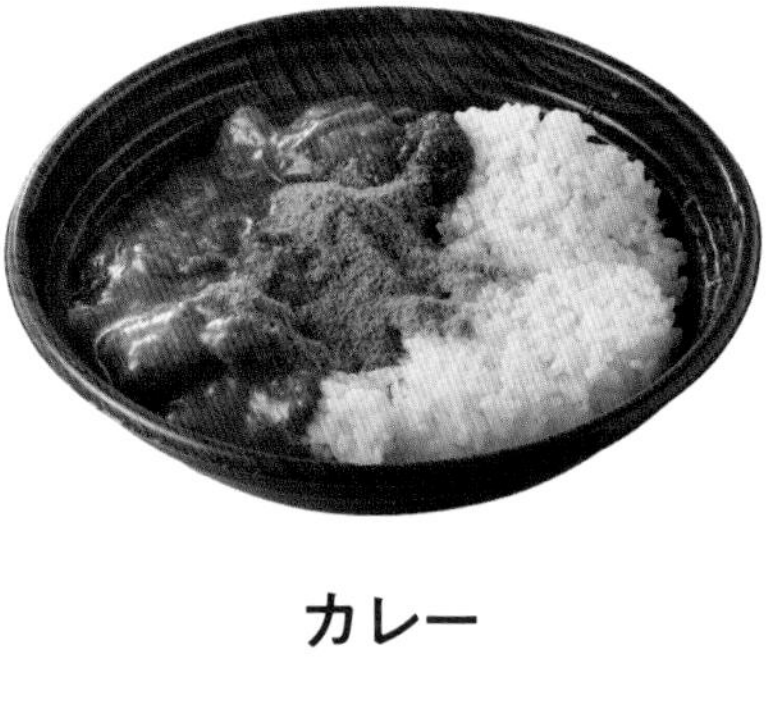

カレー

パン

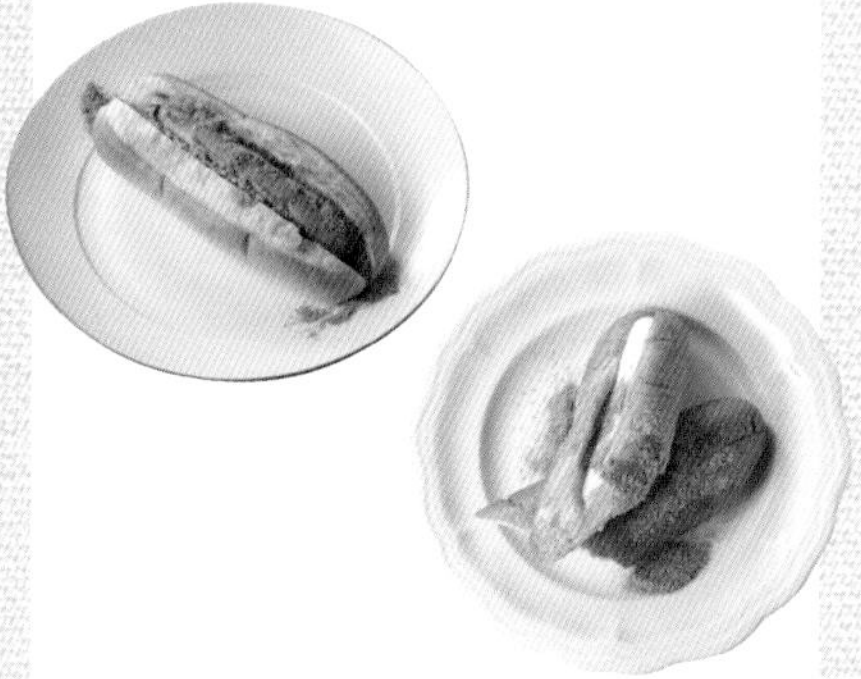

おかずパンに米ぬかパウダーふりかけ、栄養価をUP。菓子パンにふれば、きな粉に似た風味が加わります。

丼もの

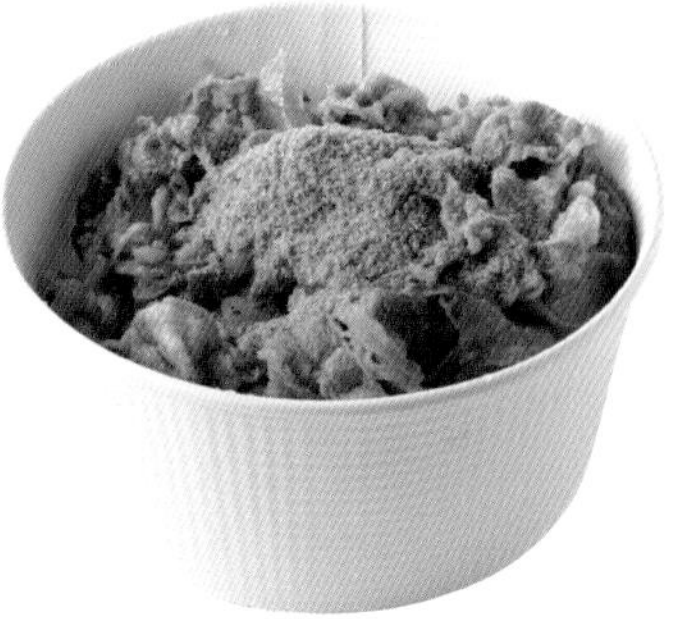

丼の具と合わせても、ごはんごとすべてを混ぜてもOK。和、洋、中どんな味わいでも楽しめます。

カップ麺

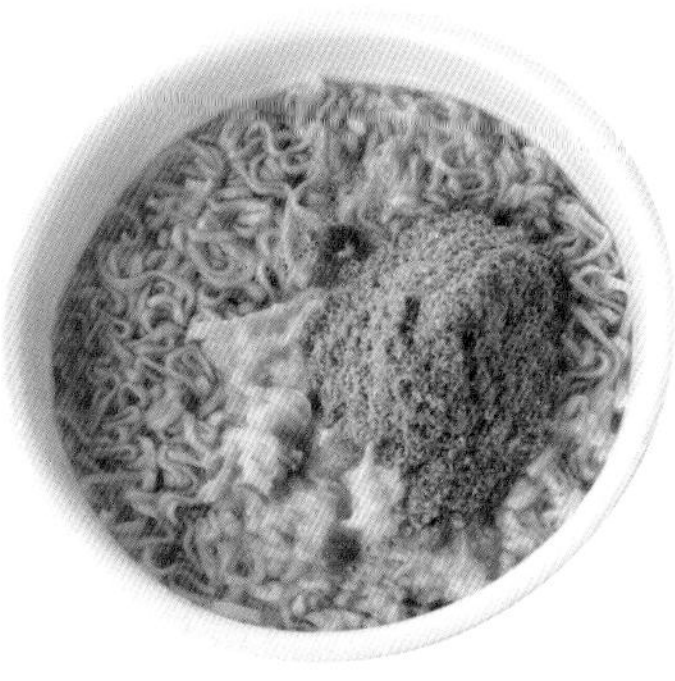

カップ麺にも米ぬかパウダーをプラス。汁気を吸った米ぬかパウダーで、かさ増し効果も！

おにぎり

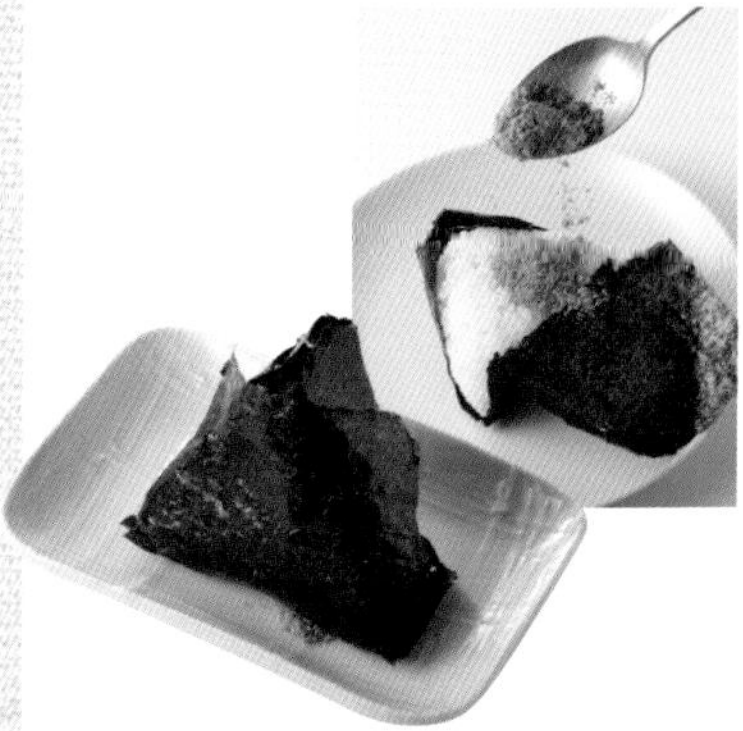

手早く食べられるおにぎりにも、米ぬかパウダーを加えて。食べ方を工夫すれば、ヘルシーになります。

卵液を吸った米ぬかが、つなぎのかわりに。
具を加えてもくずれにくい！

きのこのヘルシー スパニッシュオムレツ

米ぬか 大さじ1杯

材料（2人分）

卵 …… 3個
玉ねぎ …… 1/6個
パプリカ …… 1/4個
マッシュルーム …… 2個
しめじ …… 1/4房
じゃがいも …… 1/2個
塩、こしょう …… 各少々
ツナ（缶詰） …… 小1缶
A
米ぬかパウダー …… 大さじ1
牛乳 …… 小さじ1
塩、こしょう …… 各少々
エクストラバージンオリーブオイル …… 大さじ2
米ぬかトマトケチャップ …… 適量←P70参照
あればイタリアンパセリ …… 少々

作り方

1 玉ねぎとパプリカは粗みじん、じゃがいもとマッシュルームは薄切りに。しめじは石づきを切ってほぐす。
2 フライパンにオリーブオイル大さじ1をしいて1を炒め、塩、こしょうをふる。
3 ボウルに卵を入れ、2、ツナ、Aを混ぜる。
4 フライパンに残りのオイルを熱し、3を流し中火で焼く。焼き色がついてきたら返し、ふたをして弱火で蒸し焼きにする。
5 4を皿に盛り、米ぬかトマトケチャップ、あればイタリアンパセリを添える。

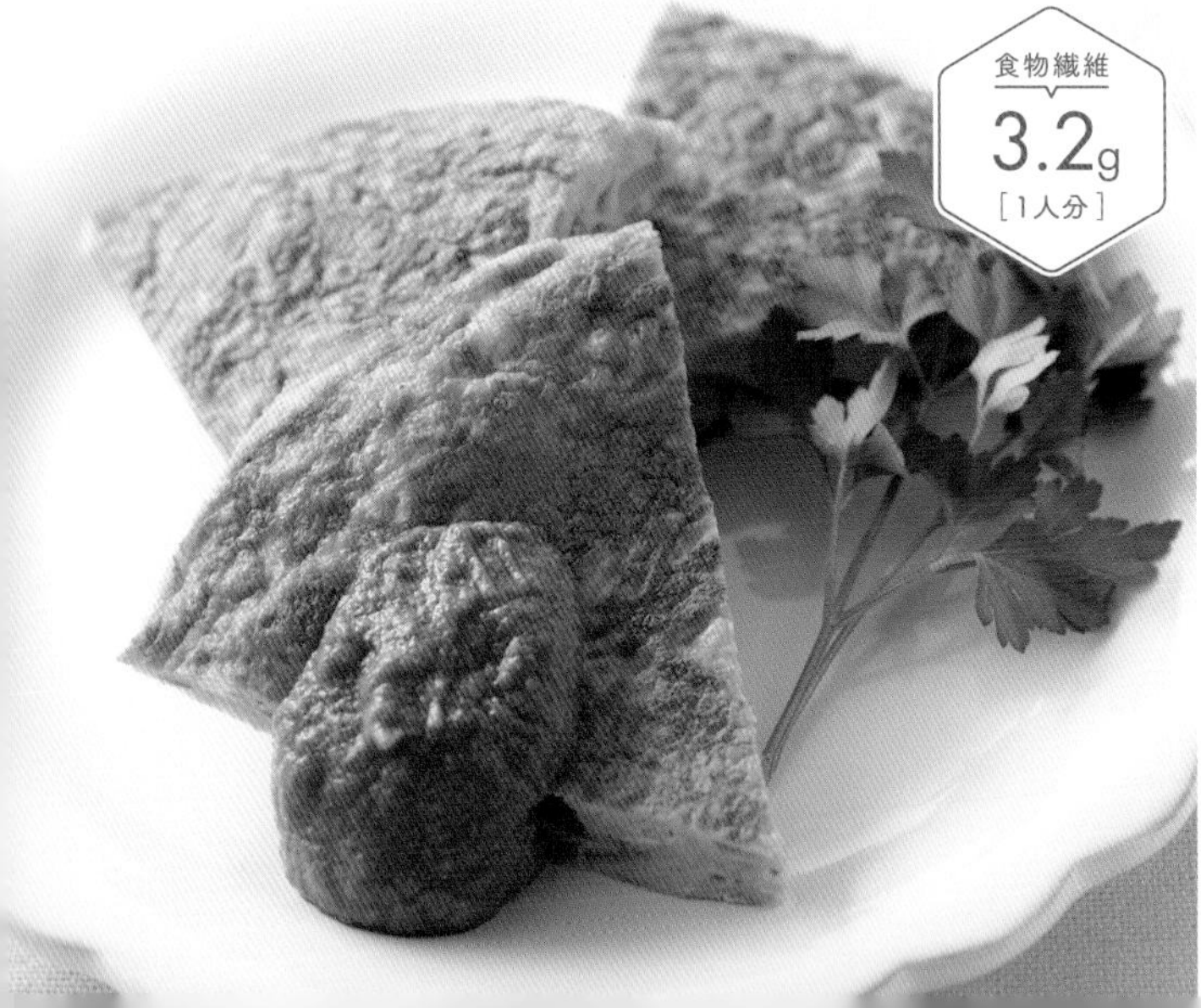

味を主張しない米ぬかパウダーは、どんな料理とも相性はバツグンです。
加熱しても冷凍しても栄養成分が変わらないので、いろいろな料理に使えます。

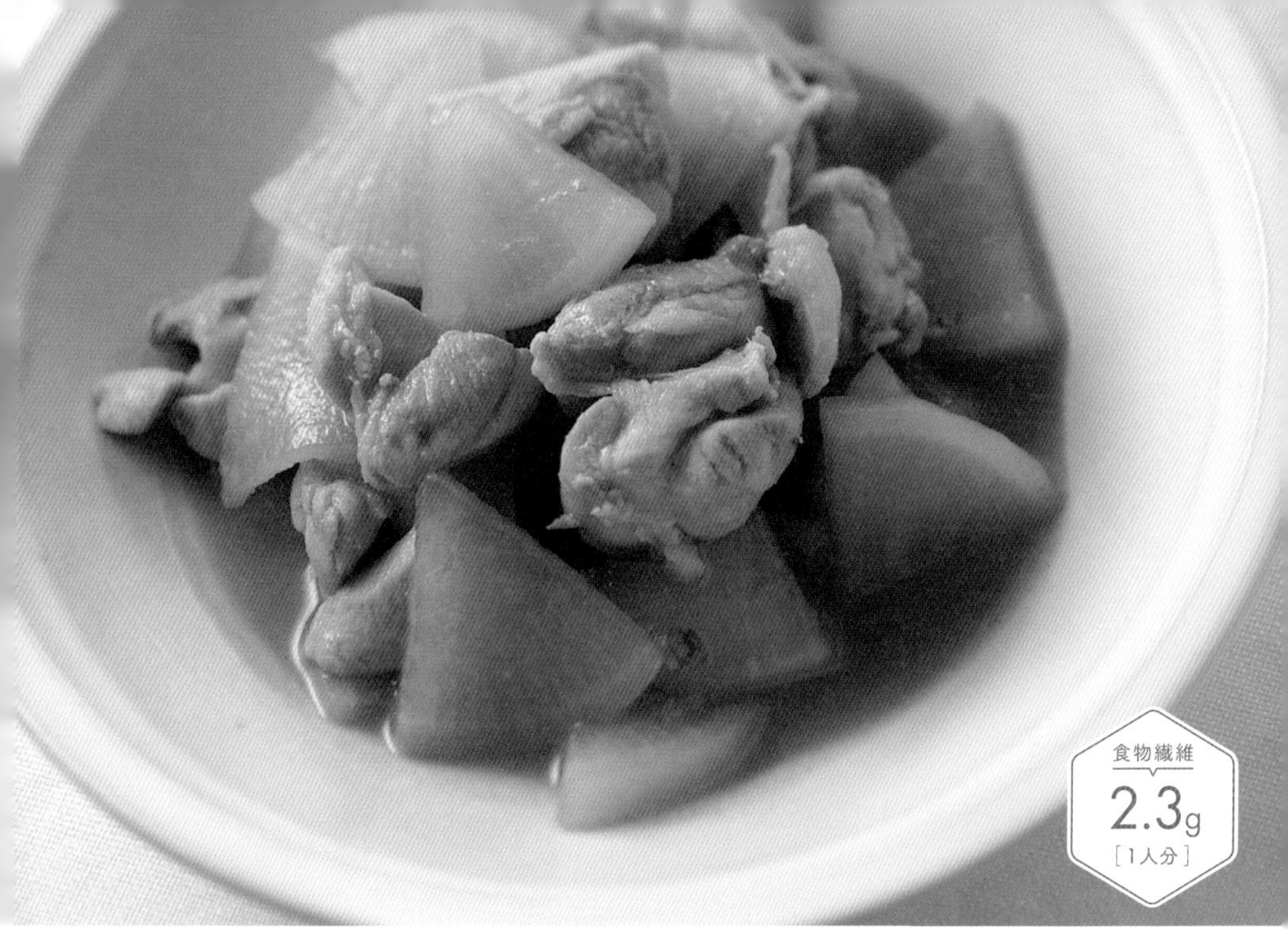

食物繊維
2.3g
［1人分］

米ぬか
大さじ1杯

大根を薄めに切れば、短時間で本格煮ものが完成！

鶏肉と大根の照り煮

材料（2人分）

鶏もも肉……1/2枚（150g）
大根……長さ5cm
A
- **米ぬかパウダー**……大さじ1
- だし……100ml
- みりん……大さじ2
- しょうゆ……大さじ1
- 酒……小さじ1

ごま油……小さじ2

作り方

1 鶏肉はひと口大に切り、大根はやや厚めのいちょう切りにする。
2 フライパンにごま油をしいて1を炒め、全体に焼き色がついたらAを加える。
3 2を弱火で10分くらい煮て、照りが出てきたら火を止める。

ダイエットメモ

米ぬかパウダーと鶏肉のビタミンB群が、脂質の代謝を促進。煮汁に米ぬかを加えると、鶏肉がふっくらとして、大根に照りが出てきます。

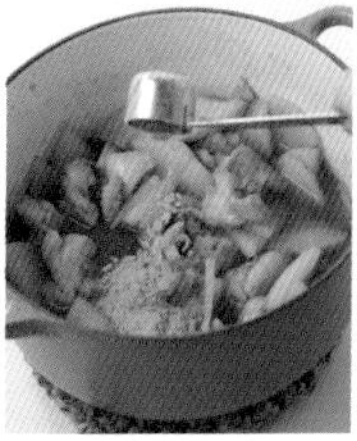

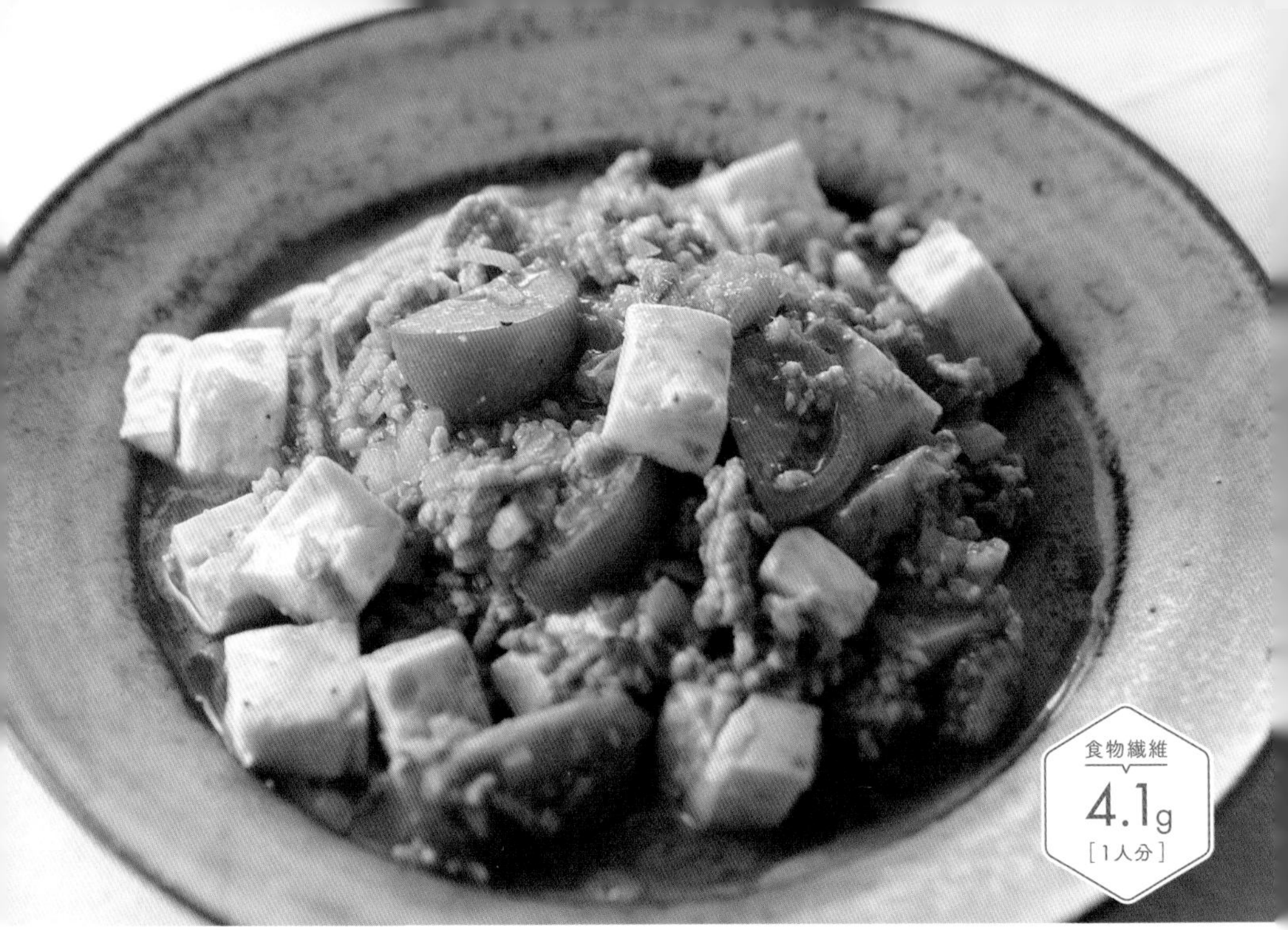

米ぬか
大さじ1杯

トマトのうま味と酸味が溶け込んだ、さっぱりとした中華おかず

血流改善トマトの麻婆豆腐

材料（2人分）

絹ごし豆腐 …… 300g
トマト …… 中1個
にんにくのみじん切り …… 1かけ分
しょうがのみじん切り …… 1かけ分
赤唐辛子の輪切り …… 少々
ごま油 …… 大さじ1
豚ひき肉 …… 100g
長ねぎのみじん切り …… 1/2本分

A
米ぬかパウダー …… 大さじ1
一味唐辛子 …… 大さじ1
しょうゆ …… 大さじ1
豆板醤 …… 大さじ1
みそ …… 大さじ1
ラー油 …… 大さじ1
酒 …… 小さじ1

米ぬか山椒パウダー …… 適量
←P72参照

作り方

1 豆腐は1cm角に切り、トマトは8等分のくし切りにする。
2 フライパンにごま油をしいてにんにく、しょうが、赤唐辛子を炒め、香りが出てきたらひき肉、長ねぎの順に炒め合わせる。
3 Aを2に加え混ぜ、味を調える。
4 3に1を加え、ひと煮立ちしたら火を止める。お好みで米ぬか山椒パウダーをかける。

ダイエットメモ

米ぬかパウダーと豆腐のビタミンE、トマトのリコピンには、高い抗酸化力があります。血流をスムーズにし、アンチエイジング効果を発揮します。

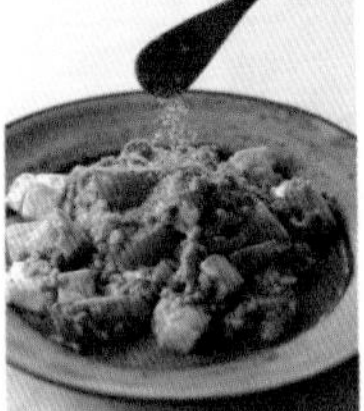

米ぬか
大さじ3杯

ぎょうざの中にもたれにも米ぬかパウダーがたっぷり

おなかスッキリ山椒ぎょうざ

材料（2人分、12個分）

キャベツ …… 200g
にら …… 1/3束
豚ひき肉 …… 100g
しょうがのみじん切り …… 1かけ分
にんにくのみじん切り …… 1かけ分
A
- **米ぬか山椒パウダー** …… 大さじ2と2/3←P72参照
- オイスターソース …… 大さじ1
- 鶏がらスープの素 …… 小さじ1
- 塩 …… 少々
- ラー油 …… 大さじ1

ぎょうざの皮 …… 12枚
サラダ油 …… 大さじ1
米ぬかラー油だれ …… 適量
←P64参照

作り方

1 あんを作る。キャベツはみじん切りにし、電子レンジで約2分加熱する。粗熱を取り、水気を絞る。にらもみじん切りにする。
2 ボウルにひき肉、1、しょうが、にんにく、Aを入れ、粘りが出るまでよく混ぜ、12等分する。
3 ぎょうざの皮の中央に2をのせ、皮のふちを水でぬらして閉じるようにして包む。残りも同様に。
4 中火で熱したフライパンにサラダ油をしき、3を並べて焼く。途中で水を回し入れ、ふたをして3分くらい蒸し焼きにする。
5 4を皿にのせ、米ぬかラー油だれを添える。

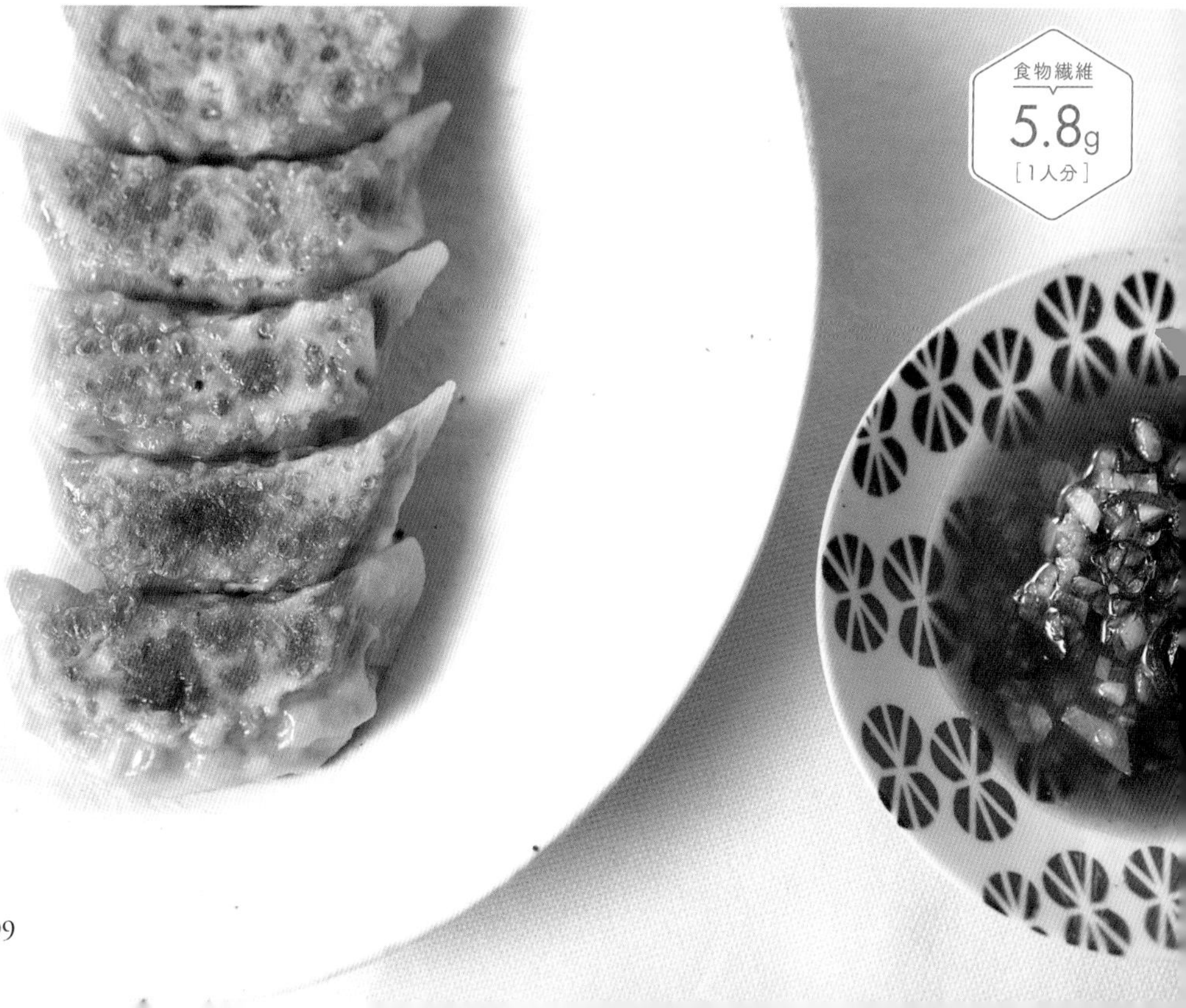

米ぬか
大さじ
2杯

ヘルシーな揚げものを食べたいときにおすすめのサクサク焼きコロッケ

かぼちゃのスコップコロッケ

材料（2人分）

食物繊維
7.5g
［1人分］

かぼちゃ …… 200g

A
- **米ぬかパウダー** …… 大さじ1
- 牛乳 …… 大さじ2
- 塩 …… ひとつまみ
- こしょう …… 少々

玉ねぎのみじん切り …… 1/6個分
豚ひき肉 …… 40g
エクストラバージンオリーブオイル …… 小さじ1
塩、こしょう …… 各少々
ブロッコリー …… 1/2個
カッテージチーズ …… 大さじ2

B
- **米ぬかパウダー** …… 大さじ1
- パン粉 …… 大さじ2
- ピザ用チーズ …… 大さじ2

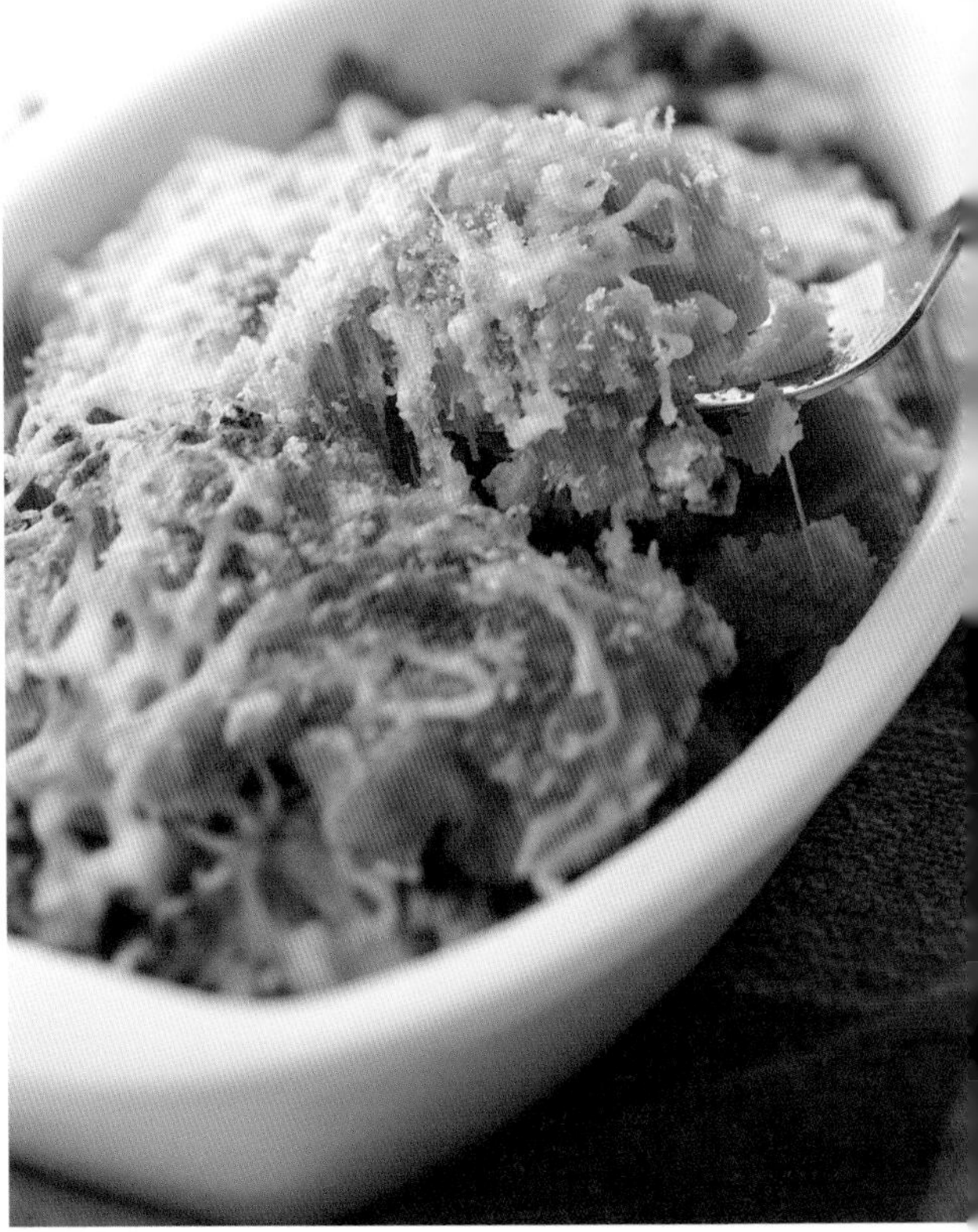

作り方

1 かぼちゃは乱切りにして皮をむき、耐熱皿に並べ、ラップをかけて6分くらい加熱する。熱いうちにフォークでつぶし、Aを混ぜ合わせる。
2 フライパンにオリーブオイルを熱して玉ねぎ、ひき肉を炒め、塩、こしょうで味を調える。
3 ブロッコリーを小房に分け、ラップをかけて5分くらい加熱する。粗熱を取り、カッテージチーズを混ぜ合わせる。
4 耐熱皿に3、2、1の順に重ね、全体にBをふり、オーブントースターで焼き色がつくまで焼く。

ダイエットメモ

コロッケをトースターで焼き、大幅にカロリーダウン。ふりかけるパン粉は米ぬかパウダーと粉チーズを加え、少量でも香ばしく満足できる味に。

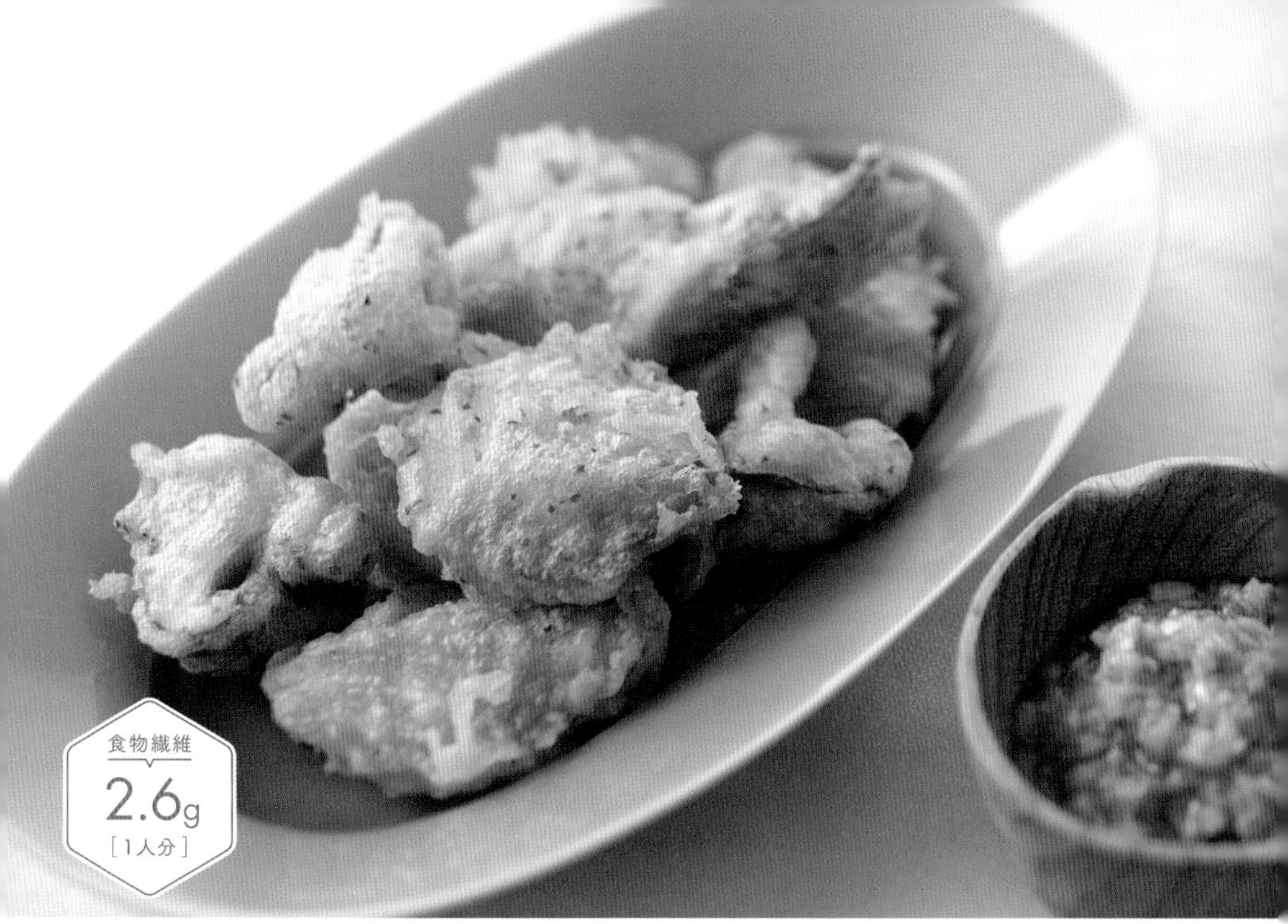

米ぬか
大さじ1杯

老化予防効果が期待大のサーモンを米ぬかパウダーで揚げて

サーモンの若返り香味フリット

材料（2人分）

サーモン …… 2切れ
塩、黒こしょう …… 各少々
しいたけ …… 2枚

衣
- **米ぬかパウダー** …… 大さじ1
- 卵 …… 1個
- 小麦粉 …… 大さじ2
- 片栗粉 …… 大さじ1
- 炭酸水 …… 60ml
- 塩 …… ひとつまみ
- パセリ（乾燥）…… 適量

揚げ油 …… 適量
米ぬかねぎだれ …… 適量
←P62参照

作り方

1 サーモンはひと口大に切って、塩、黒こしょうをまぶす。しいたけは軸を取って、食べやすい大きさに切る。
2 衣の材料を合わせておく。
3 1に2をまぶし、180度に熱した油で揚げる。
4 皿に3を盛り、米ぬかねぎだれを添える。

ダイエットメモ

米ぬかパウダーのビタミンEやサーモンのアスタキサンチンには、美肌や若返り効果があります。米ぬかパウダーは衣とたれの両方から摂取します。

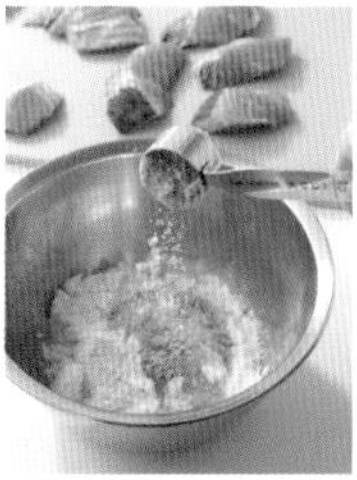

米ぬか
大さじ1杯

れんこんと米ぬかパウダーで、弾力のある食物繊維たっぷりハンバーグに

れんこん米ぬかハンバーグ

材料（2人分、6個分）

玉ねぎ …… 1/8個
れんこん
…… 15gと薄い輪切り6枚
豚ひき肉 …… 150g
A
- **米ぬかパウダー** …… 大さじ1
- 溶き卵 …… 1/2個分
- 塩、黒こしょう …… 各少々

サラダ油 …… 大さじ1
酒 …… 大さじ1
あれば万能ねぎ …… 2本
米ぬかおろしぽん酢 …… 適量
←P65参照

作り方

1 玉ねぎはみじん切りにし、電子レンジで2分加熱する。れんこん15gもみじん切りにする。
2 ボウルにひき肉、1、Aを入れてよく混ぜ合わせ、6等分に丸め、れんこんの輪切りをのせる。
3 フライパンにサラダ油を熱して2をれんこんの面から入れ、焼き色がついたらひっくり返す。酒大さじ1をふり入れ、ふたをして弱火で蒸し焼きにする。
4 器に盛り、あれば万能ねぎの小口切りを散らし、米ぬかおろしぽん酢をかける。

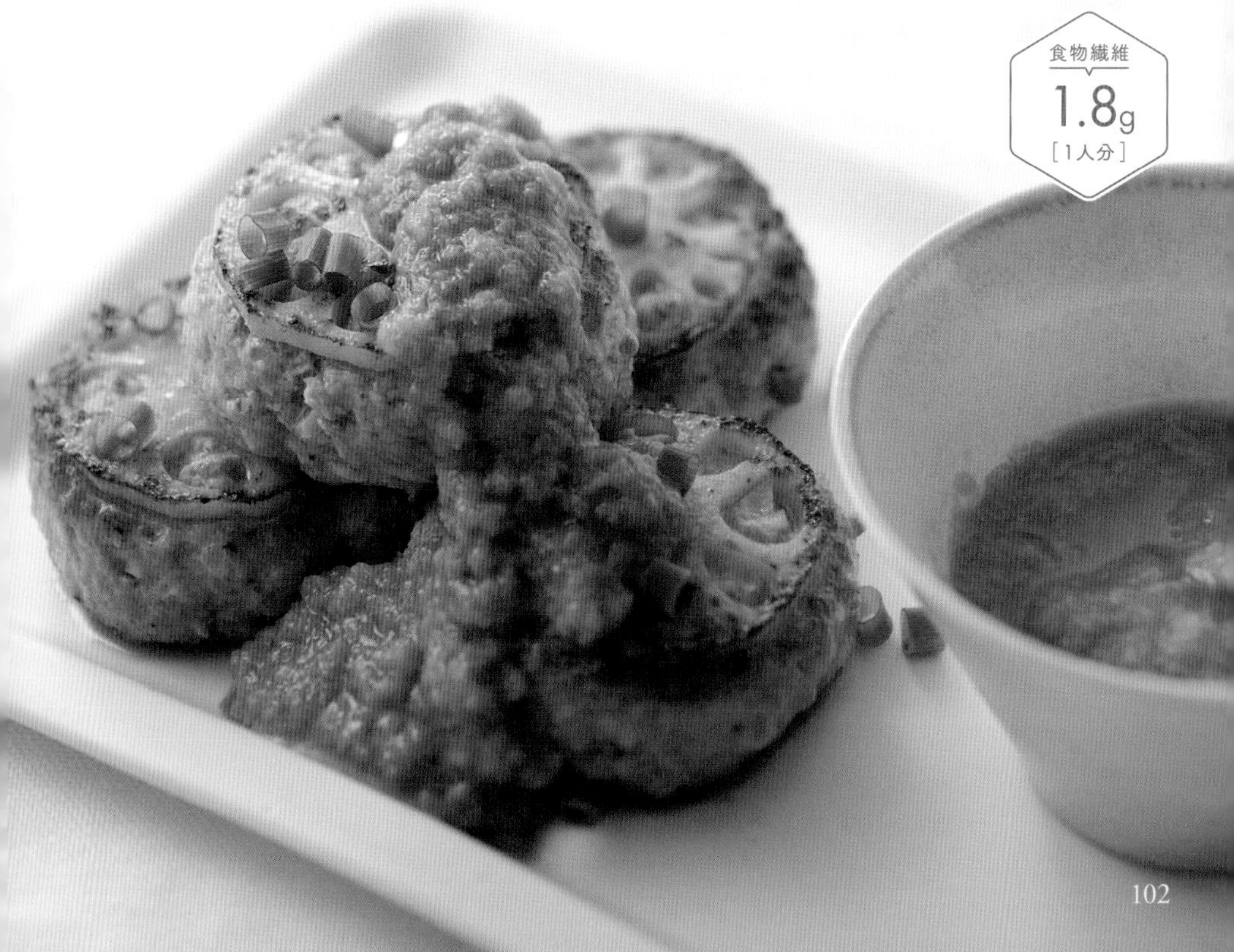

米ぬか
大さじ1杯

脂ののったぶりに甘みのあるバルサミコ酢をからめて

ぶりの照焼き　バルサミコソース

食物繊維
1.6g
［1人分］

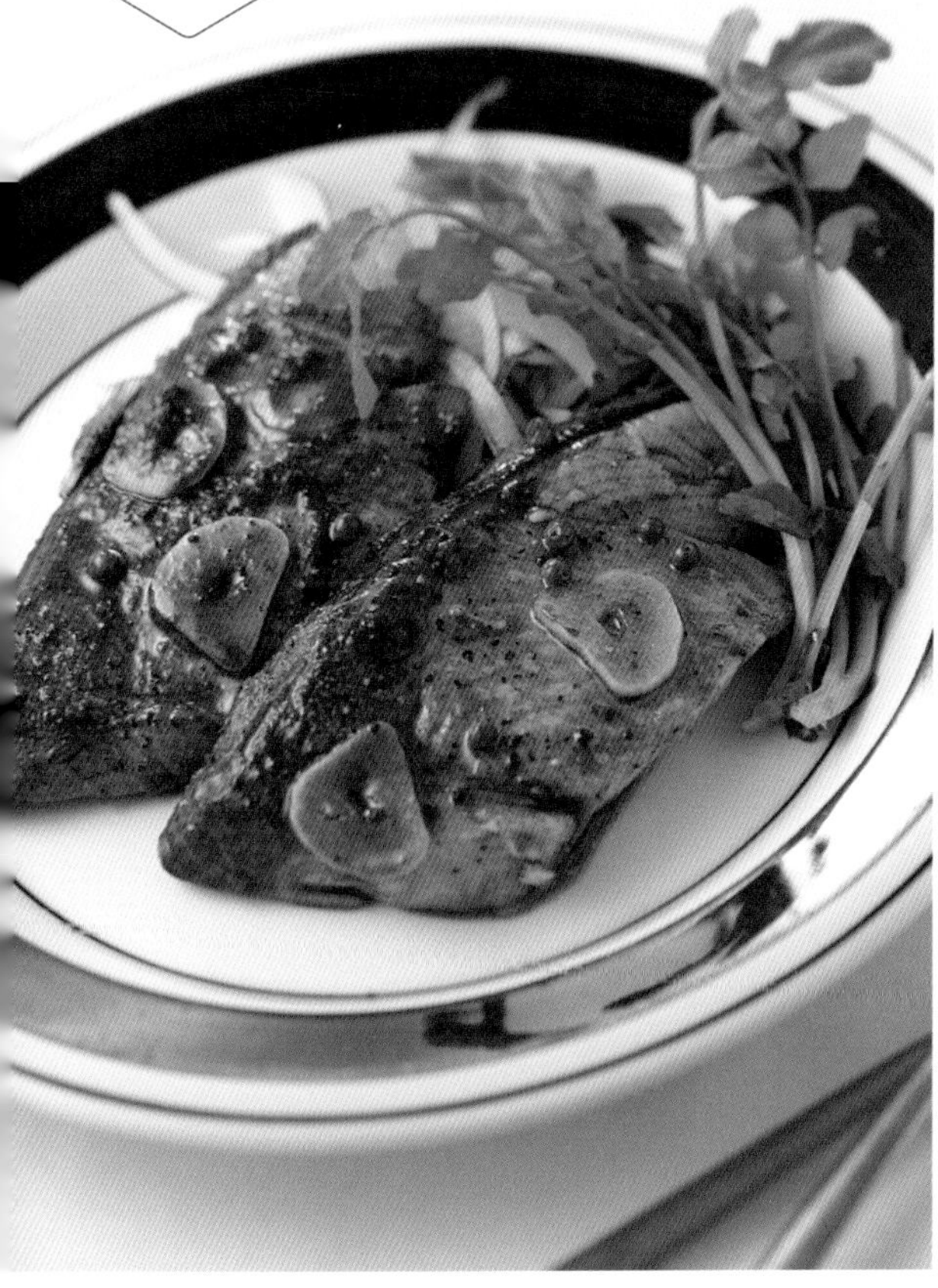

材料（2人分）

ぶり …… 2切れ
塩 …… ひとつまみ
黒こしょう …… 少々
米ぬかパウダー …… 少々
にんにくの薄切り …… 1かけ分
エクストラバージンオリーブオイル …… 大さじ1
A
米ぬかパウダー …… 大さじ1
バルサミコ酢 …… 大さじ1
バター …… 大さじ1
しょうゆ …… 小さじ2
はちみつ …… 小さじ2
お好みでクレソン、紫玉ねぎ、ピンクペッパーなど …… 適量

作り方

1 ぶりは塩、こしょうをふってから、水気をキッチンペーパーで拭きとり、米ぬかパウダーをまぶす。
2 フライパンにオリーブオイルを熱してぶりを入れ、焼き色がついたらひっくり返す。にんにくを加え、裏面も香ばしく焼く。
3 2にAを回しかけて弱火にし、よくからませながら焼き、しっかりと味をなじませる。
4 3を皿にのせ、お好みで水にさらした紫玉ねぎの薄切り、クレソン、ピンクペッパーをあしらう。

ダイエットメモ

栄養成分豊富な米ぬかパウダーを、小麦粉がわりに使います。火が入ると米ぬかが脂を吸って、とろみを加えつつ、うま味をとじ込めます。

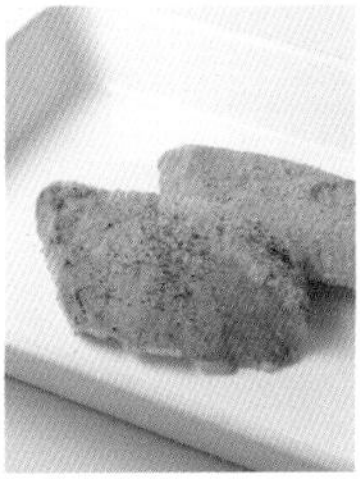

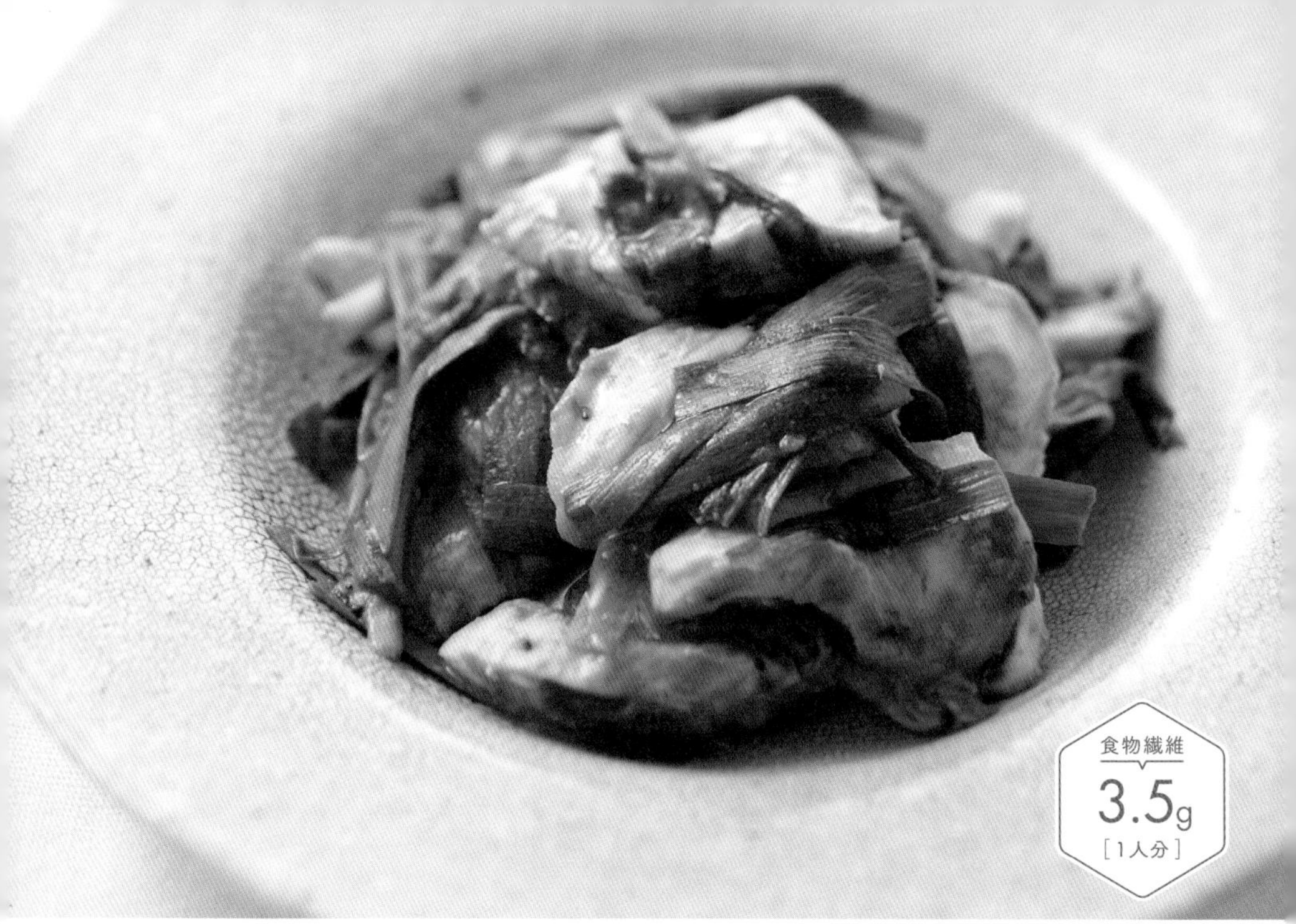

食物繊維
3.5g
［1人分］

米ぬか
大さじ2杯

コクのある味つけの鶏むね肉は、ごはんにぴったりのおいしさ

鶏肉とにらの炒めもの

材料（2人分）

鶏むね肉 …… 1/2枚（150g）
米ぬかパウダー …… 大さじ1
にら …… 1束
ごま油 …… 大さじ1
塩、こしょう …… 各少々
A
米ぬかパウダー …… 大さじ1
オイスターソース …… 大さじ1/2
ウスターソース …… 大さじ1/2
酒 …… 小さじ1
しょうゆ …… 小さじ1

作り方

1 鶏むね肉をひと口大のそぎ切りにし、米ぬかパウダーをまぶす。にらは3cmの長さに切る。
2 フライパンにごま油をしいて1の鶏肉を炒め、塩、こしょうをふる。
3 2に火が通ったらにらを加えてさっと炒め、Aで味を調える。

ダイエットメモ

脂質の少ない鶏むね肉を、脂肪の蓄積を抑える米ぬかパウダーで包んで香ばしく炒めます。食物繊維が豊富なにらは、仕上げに合わせます。

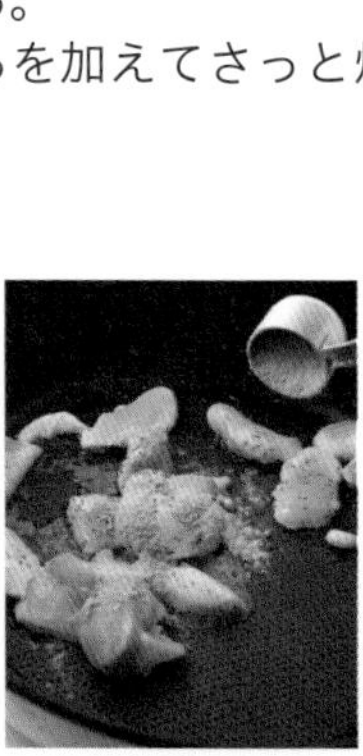

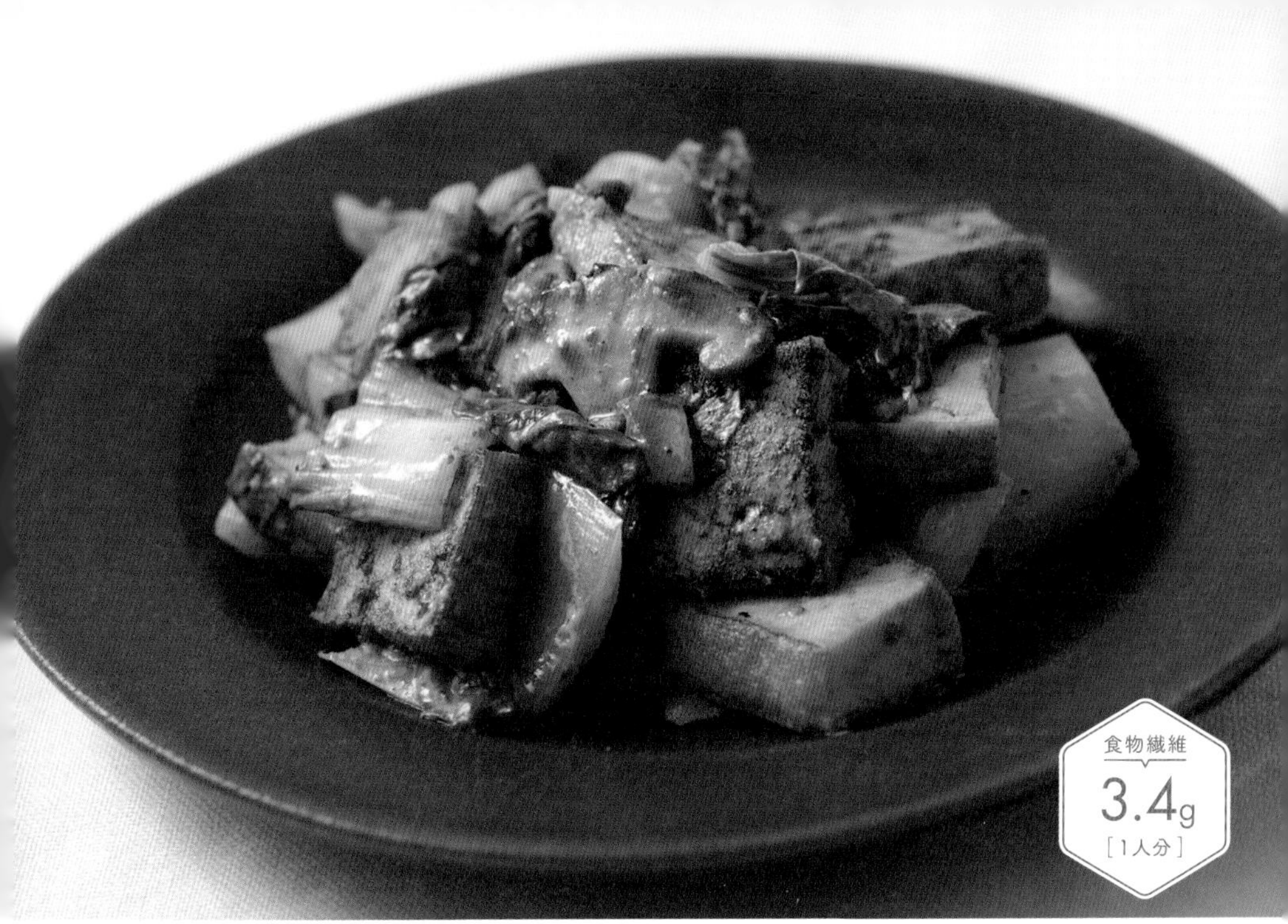

米ぬか
大さじ1杯

米ぬか入りのみそだれとマヨネーズで、コクが深まる

厚揚げのこってりみそマヨ炒め

材料（2人分）

厚揚げ …… 1枚
チンゲン菜 …… 2本
しいたけ …… 2個
ごま油 …… 大さじ1
赤唐辛子の輪切り …… 少々

A
- **米ぬかみそだれ** …… 大さじ1 ←P63参照
- マヨネーズ …… 大さじ2
- しょうゆ …… 小さじ1

作り方

1 厚揚げは横半分にして、さらに1cm幅に切る。チンゲン菜は3cm幅に切り、しいたけは軸を取って薄切りにする。

2 フライパンにごま油を熱して、1の厚揚げとしいたけ、赤唐辛子を炒め、さらにチンゲン菜を炒め合わせる。

3 2にAを加え、味を調える。

ダイエットメモ

チンゲン菜と米ぬかには、血行を促し、若返り効果を発揮するビタミンEがたっぷり。また排泄を促すカリウムが、むくみを改善します。

副菜

いつもの副菜に米ぬかパウダーをふりかければ、健康効果のあるひと品に！
作り置きしておけるものも多いので、多めに作って保存するのも賢い方法です。

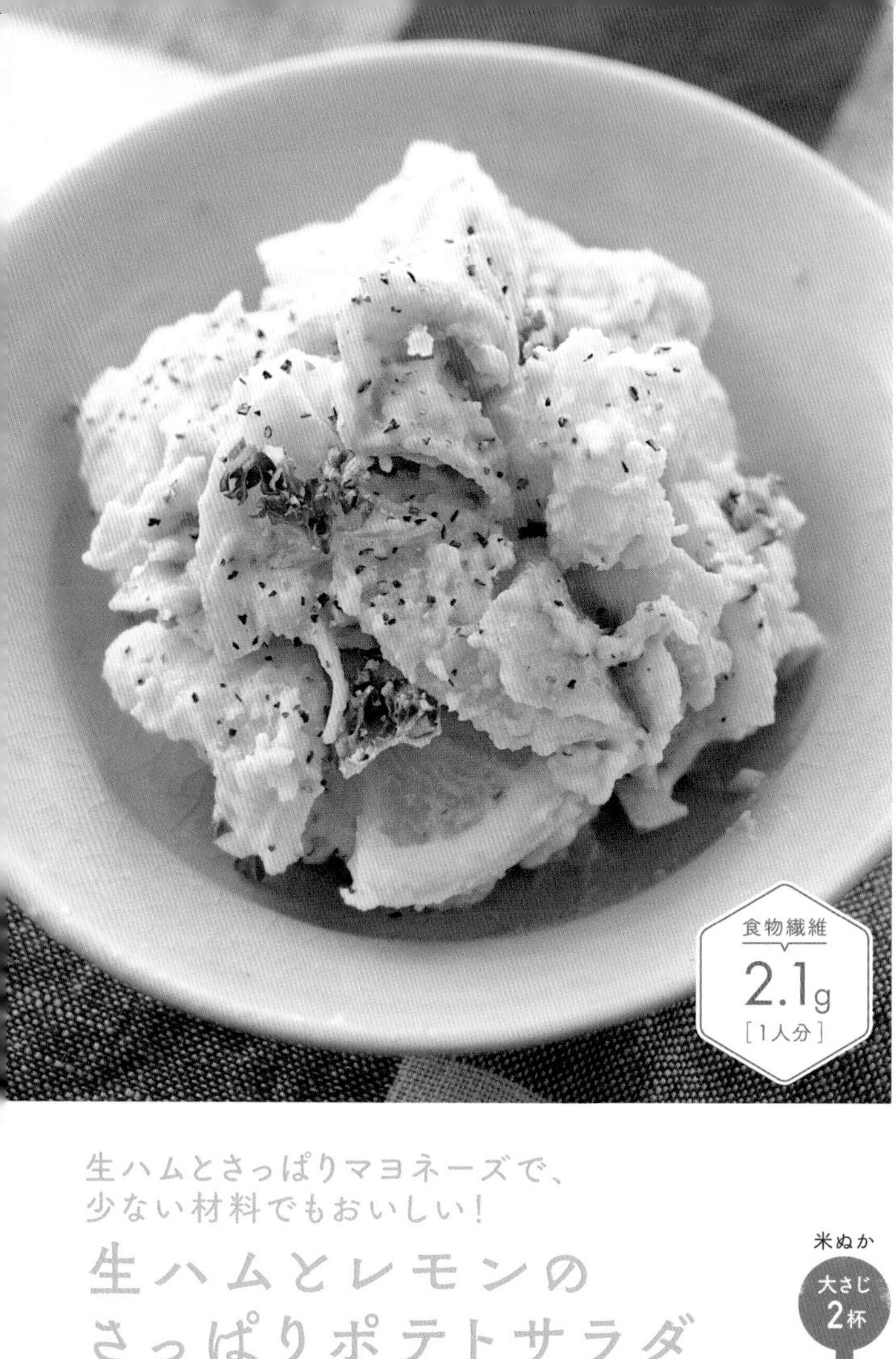

食物繊維
2.1g
［1人分］

生ハムとさっぱりマヨネーズで、
少ない材料でもおいしい！

生ハムとレモンのさっぱりポテトサラダ

米ぬか 大さじ2杯

材料（2人分）

じゃがいも …… 中1個
生ハム …… 3枚
レモンの輪切り …… 2枚
A
- **米ぬか香ばしマヨヨーグルト** …… 大さじ2 ←P66参照
- 塩、黒こしょう …… 各少々

お好みでパセリの粗みじん切り …… 適量

作り方

1 じゃがいもをゆで、皮をむく。
2 生ハムはひと口大に切り、レモンはいちょう切りにする。
3 ボウルに1、2、A、お好みでパセリを加え、じゃがいもをくずしながら、ざっくりと混ぜる。

米ぬか
小さじ
1/2杯

彩りがきれいな韓国風の副菜は、ごまの香りが決め手

ほうれん草とにんじんのナムル

材料（2人分）

ほうれん草 …… 1/2束
にんじん …… 1/8本
煎り白ごま …… 大さじ1
A
米ぬかパウダー …… 小さじ1/2
酢 …… 大さじ1
ごま油 …… 小さじ1
しょうゆ …… 小さじ1
鶏がらスープの素 …… 小さじ1

作り方

1 ほうれん草をさっとゆで、水気をしぼって3cmの長さに切る。にんじんはせん切りにする。
2 ボウルにA入れてよく混ぜ、1、ごまを加えてざっくりとあえる。
3 2の味がなじんだら、器に盛る。

ダイエットメモ

米ぬかパウダーとほうれん草には鉄分がたっぷり。にんじんも加え、抗酸化作用も強化します。ごま油の香りで、薄味でも満足できるサラダです。

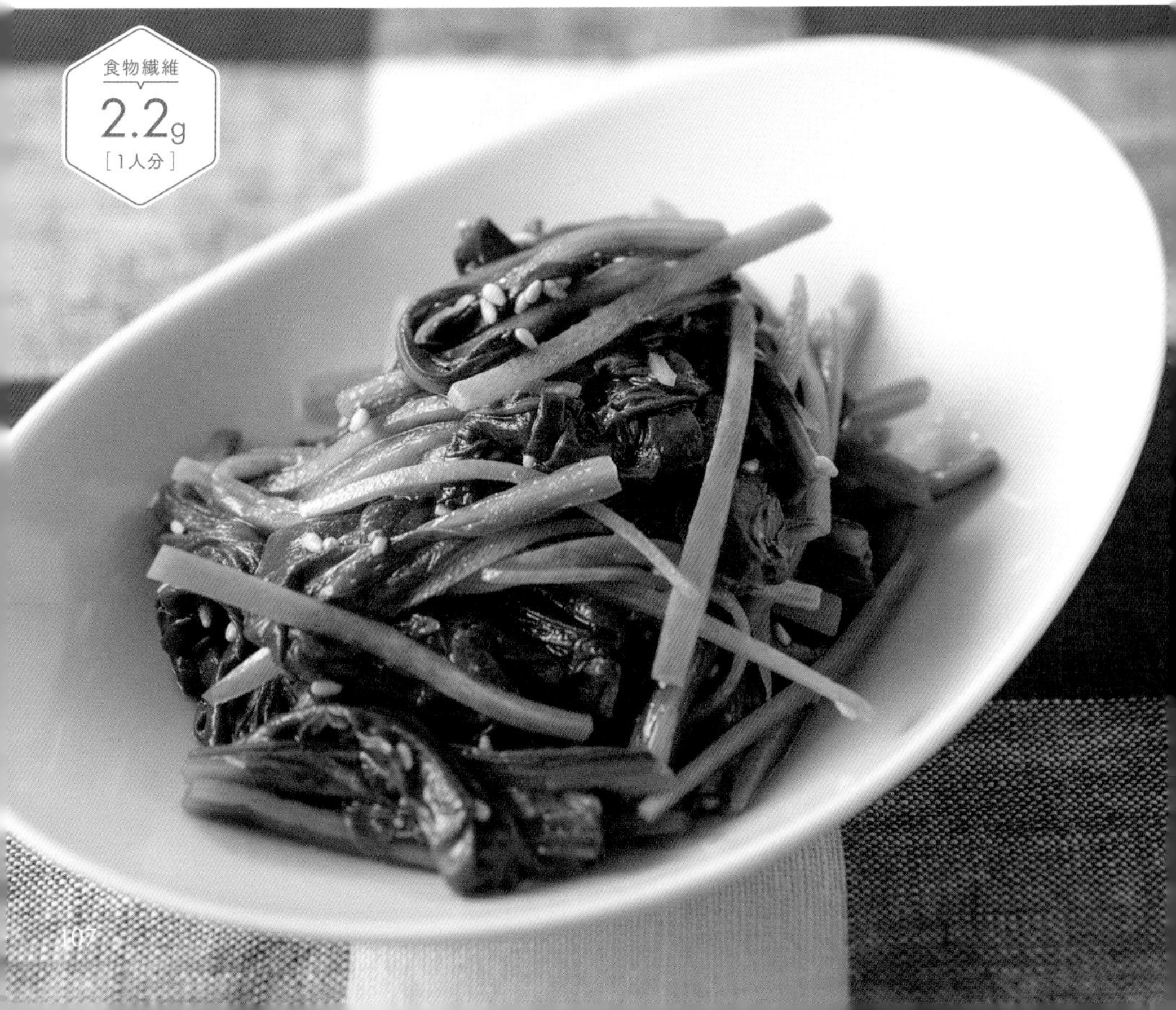

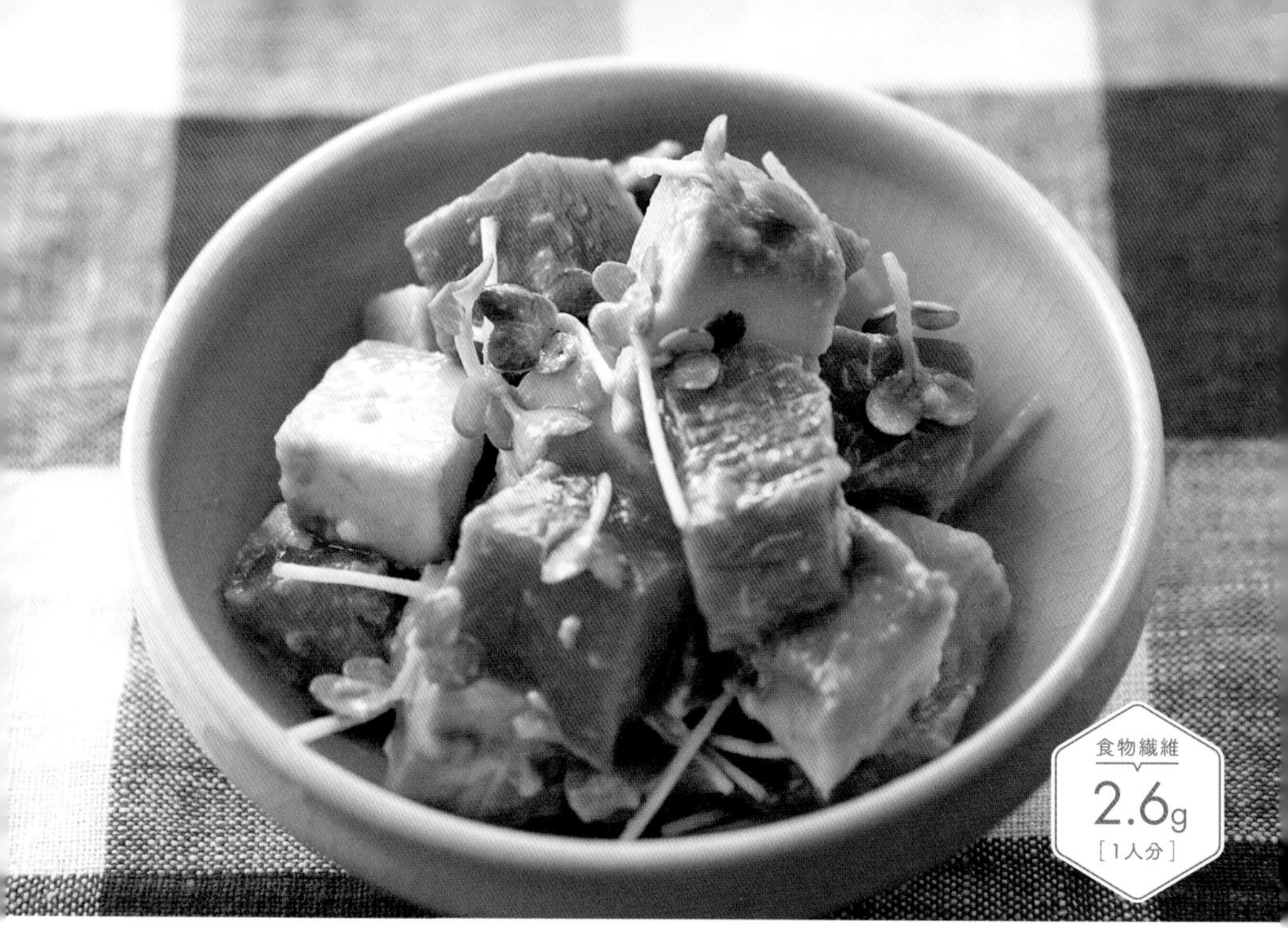

米ぬか
小さじ1杯

あえ衣の米ぬかパウダーの、ホロホロ食感が楽しい

アボカドとマグロの米ぬかあえ

材料（2人分）

まぐろ（刺し身用）…… 1/2さく
アボカド …… 1/2個
貝割れ大根 …… 10g
オニオンソース …… 大さじ1
←P65参照
しょうゆ …… 適量

作り方

1 まぐろとアボカドの果肉は2cm角に切り、貝割れ大根は半分の長さに切る。
2 ボウルにオニオンソースとしょうゆを入れて混ぜ、1を加えてざっくりとあえる。

ダイエットメモ

まぐろは赤身を使うと、低カロリー高たんぱく質でヘルシー。食物繊維が豊富な米ぬかパウダーとアボカドを合わせ、よりダイエット効果をアップ。

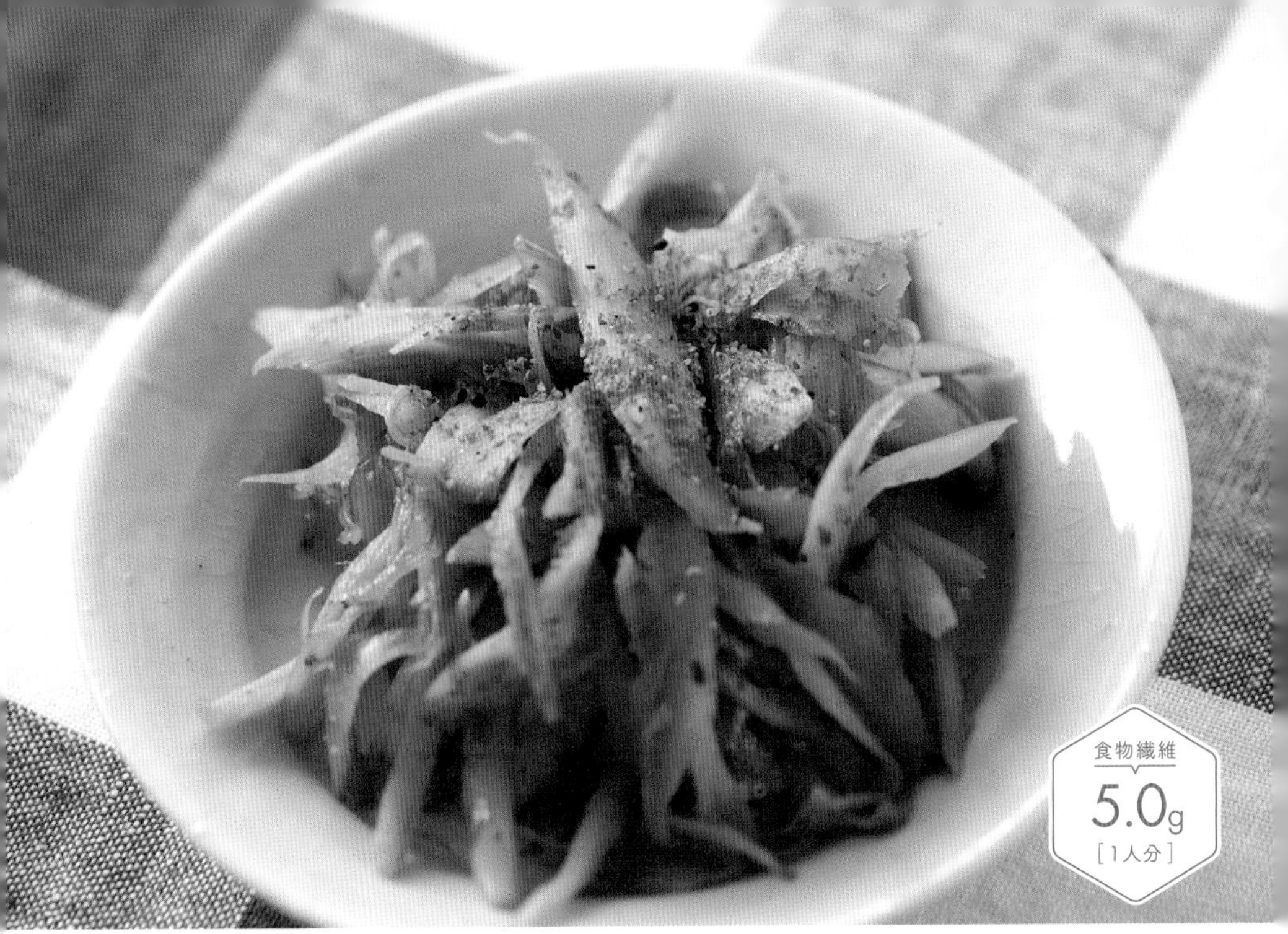

米ぬか 小さじ1杯

炒めたシャキシャキごぼうに、香ばしい米ぬかパウダーをよくからめて

じゃことごぼうのきんぴら

材料（2人分）

ごぼう …… 1本
ちりめんじゃこ …… 大さじ2
米ぬかパウダー …… 小さじ1
ごま油 …… 小さじ1
A しょうゆ …… 大さじ1
A 砂糖 …… 小さじ1
A みりん …… 小さじ1
お好みで**米ぬか七味唐辛子パウダー** …… 適量←P70参照

作り方

1 ごぼうはよく洗って、ささがきにする。
2 フライパンにをごま油を熱し、1、じゃこ、米ぬかパウダーを炒める。さらにAを加え、水分がなくなるまで炒め煮にする。
3 器に盛り付け、お好みで米ぬか七味唐辛子パウダーをふる。

ダイエットメモ

食物繊維の多いごぼうと米ぬかパウダーを合わせ、腸内環境を整えます。ちりめんじゃこと米ぬかパウダーのビタミンB群には、美肌効果があります。

米ぬか 小さじ1杯

疲れたときにおすすめの酢のものが、梅干しの風味でいっそうさわやか

わかめとちくわのさわやか梅酢あえ

材料（2人分）

ちくわ …… 1本
わかめ（生） …… 40g
きゅうり …… 1/2本
梅干し …… 1個
A
- **米ぬかパウダー** …… 小さじ1
- 酢 …… 大さじ1
- 砂糖 …… 小さじ1
- しょうゆ …… 小さじ1

作り方

1 ちくわは輪切り、わかめは2cm幅に切る。
2 きゅうりは輪切りにして塩もみし、水気を絞る。
3 梅干しの種を除いて細かくたたき、ボウルに入れてAを混ぜ合わせる。
4 ボウルに1、2を入れ、ざっくりとあえる。

ダイエットメモ

低カロリー低糖質の食材で作るひと品。わかめのヌルヌル成分のアルギン酸、米ぬかパウダーが、血中コレステロールを下げ便通を促進します。

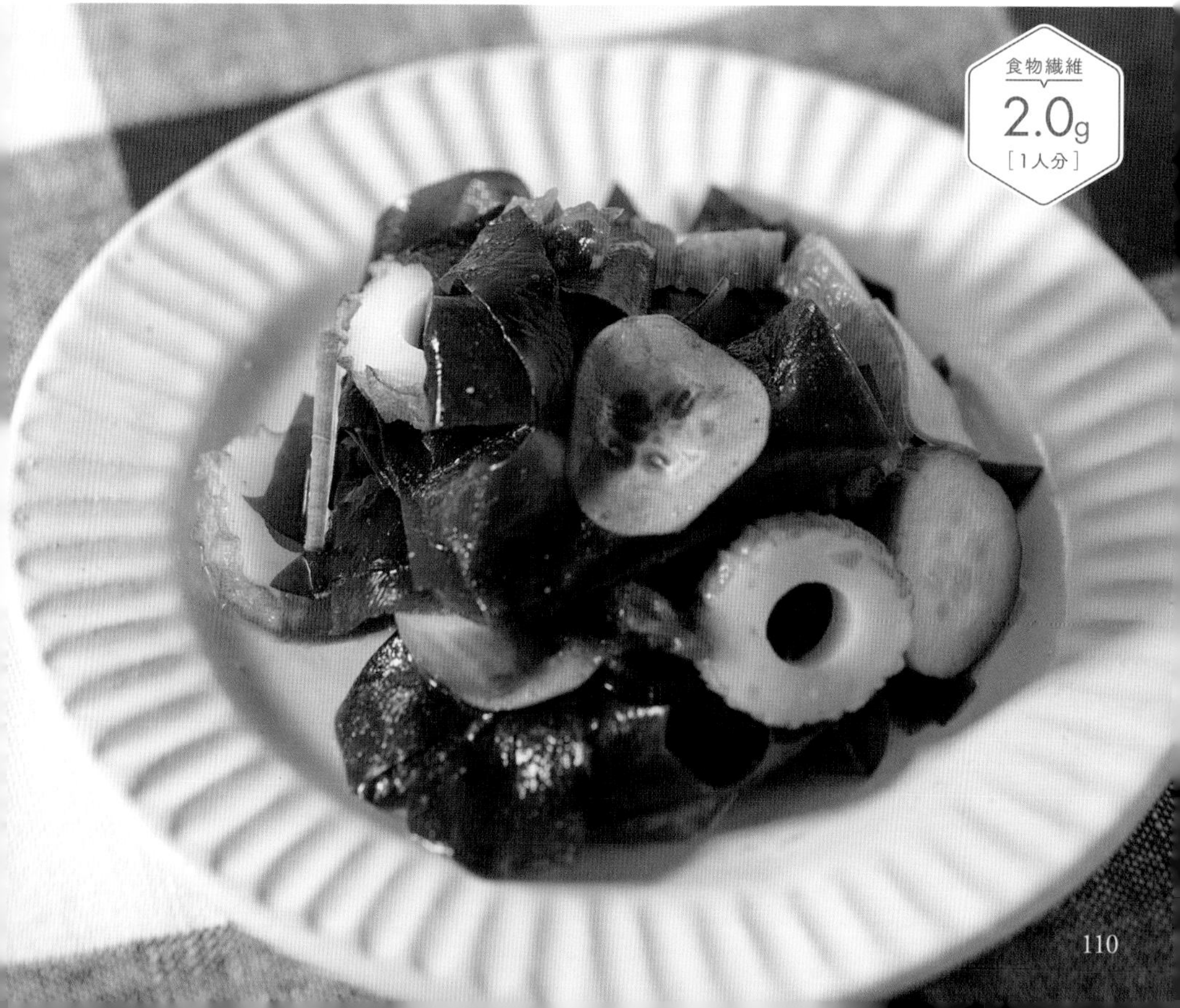

食物繊維 2.0g ［1人分］

毎日、米ぬかライフ③

間食にも米ぬかパウダーを ふりかけて！ 混ぜて！ ダイエット効果アップ

ほっとひと息のティータイムは、できれば毎日楽しみたいものです。この時間は小腹が空いて何か食べたくなったり、疲れてつい甘いものが恋しくなってしまうので、ダイエットにとっては〝魔の時間〟ともいえます。

ここでも米ぬかパウダーが大活躍。食物繊維のデトックス効果で、消化や排泄を促進します。

またフェルラ酸の働きで記憶力が高まり、仕事や勉強の効率もアップ。イノシトールやナイアシンが血流をよくして、肩こりなども緩和されます。

米ぬかパウダーは、お子さまも食べられる食品。量を調整して様子を見ながらおやつに加えれば、栄養補給にもなります。

＼ドリンクに／

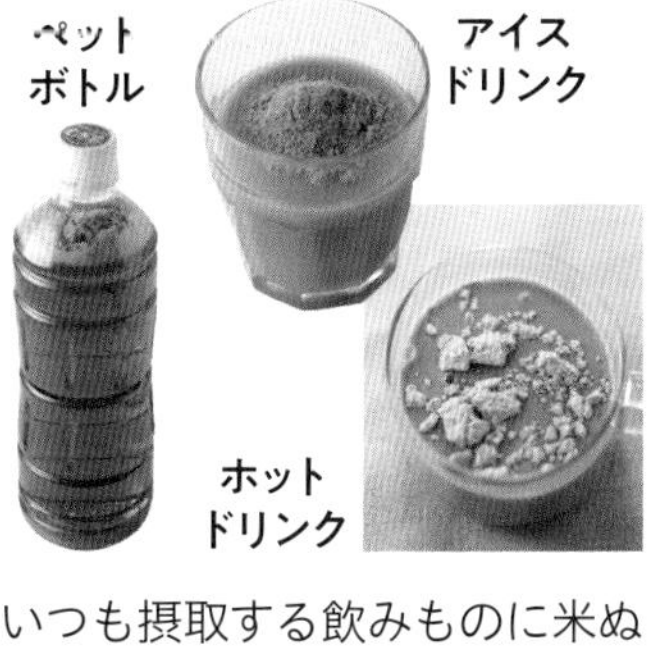

いつも摂取する飲みものに米ぬかパウダーを溶かして、水分補給を。ペットボトルは飲むときに、よくふります。

＼おやつに／

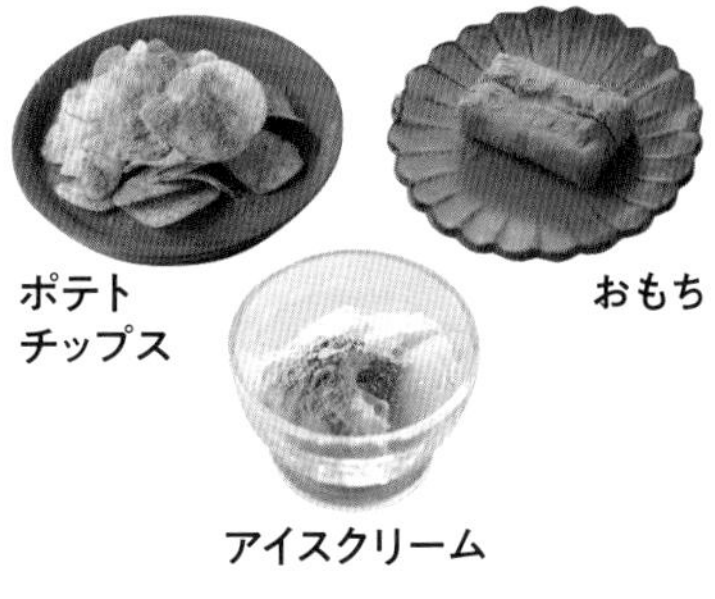

香ばしくほのかな甘みのある米ぬかパウダーは、スイーツにもしょっぱいスナック菓子にも、どちらにも相性よしです。

毎日、米ぬかライフ④

夕食の米ぬかパウダーで1日のデトックスと翌日の元気補給！

夕食はリラックスしながら食べて、疲れを癒したいもの。おすすめのやせる食べ方は、まずベジファーストで、続いていろいろな食材を食べるのがベストです。

米ぬかパウダーは料理に少しずつ加え、薬味のように使うと、自然に体内に取り込めます。食事に無理なく加えることが、長続きのコツ。食べ続けることが大切です。

米ぬかの有効成分は、一日の最後に食べると、翌日の活力になるものばかり。食物繊維が脂質などの吸収を抑え、ビタミンB群は疲労回復、GABAやマグネシウムはストレスを緩和します。

夕食時のやせる食べ順

1 野菜にパラパラかけて

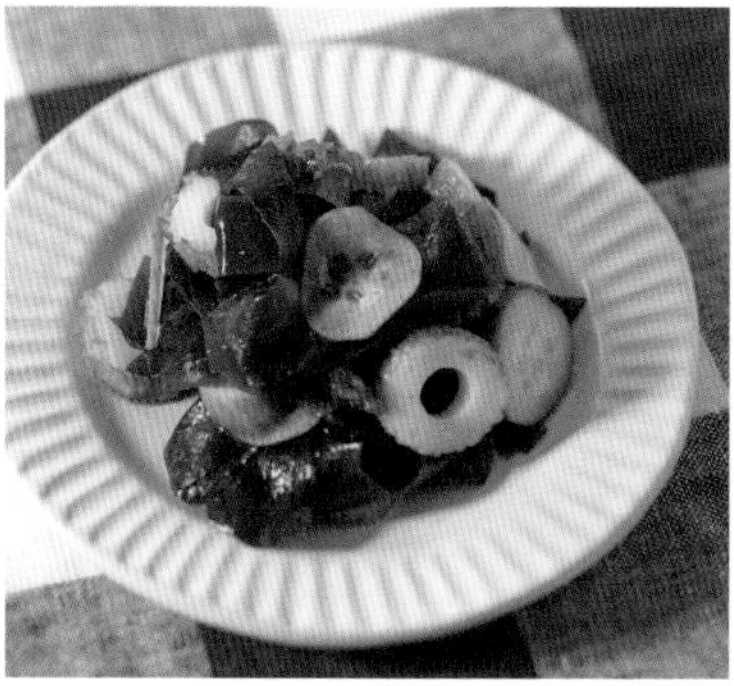

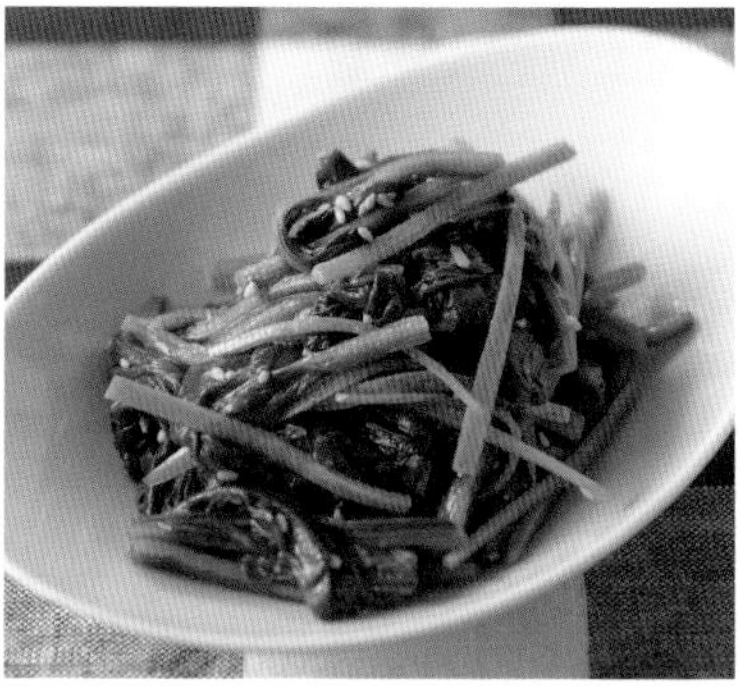

まず野菜を食べ、血糖値の急激な上昇を抑えます。野菜には米ぬかパウダーを少量ふって、後から食べる料理を受け入れる準備をします。

2 汁やスープに溶かして

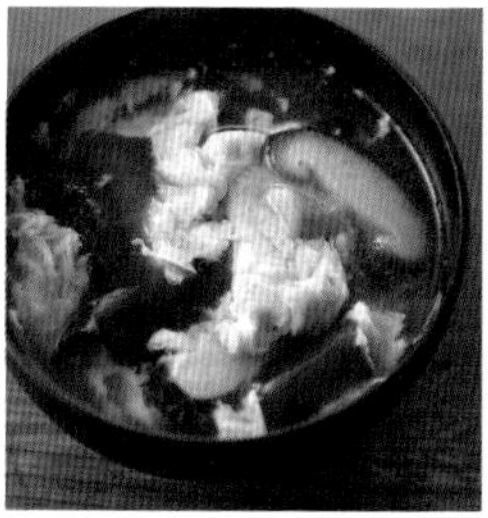

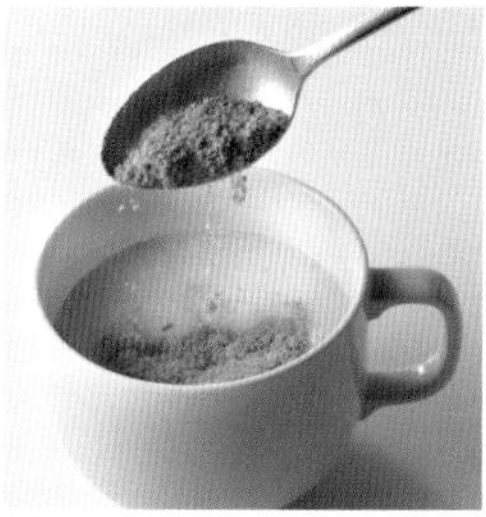

次に汁ものやスープなどでおなかを満たし、ドカ食いを予防。米ぬかパウダーを溶かすと、かさ増し効果が生まれます。

3 肉や魚などの主菜にも合わせて

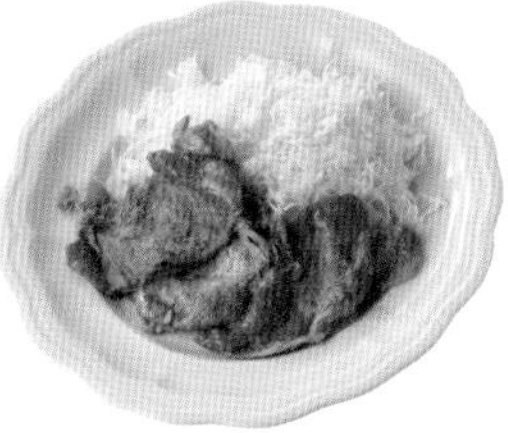

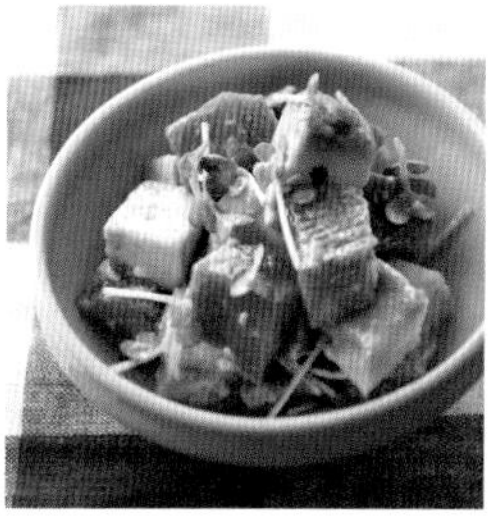

主菜の主役は、肉や魚介、卵などのたんぱく質。野菜と合わせない料理でも、米ぬかパウダーをふると、栄養バランスが整います。

4 便利なストック食材にもプラス

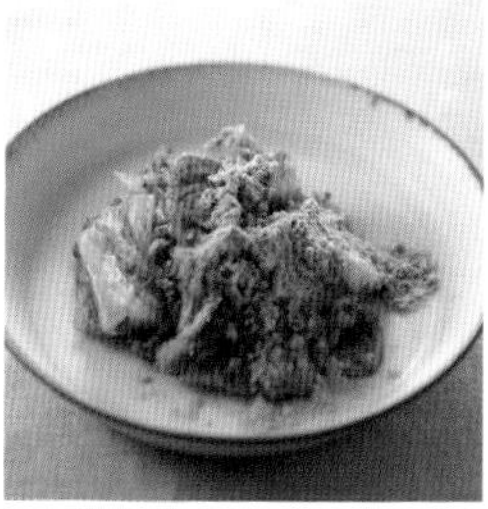

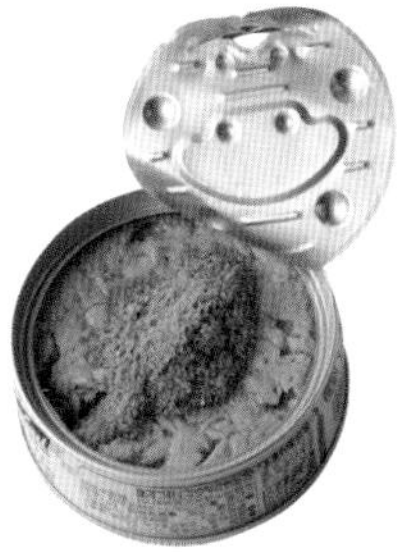

缶詰や漬物などのストック食材は、塩分が多め。米ぬかパウダーを加えると塩味がマイルドになり、栄養価がアップします。

汁・スープ

汁ものに米ぬかパウダーを加えると、とろみとともに食べ応えがアップします。
ダイエット中の食事に加えれば、満腹感を得られるのでがまんする必要もなし！

具だくさんの汁ものに、
米ぬかパウダーで甘みをプラス

おなかスッキリ豚汁

米ぬか 大さじ1杯

材料（2人分）

豚ばら肉 …… 30g
こんにゃく …… 100g
長ねぎ …… 1/4本
さつまいも …… 30g
にんじん …… 15g
だし …… 200ml
みそ …… 大さじ2
米ぬかパウダー …… 大さじ1

作り方

1 豚肉は食べやすい大きさに切り、こんにゃくはひと口大にちぎる。
2 長ねぎは輪切り、さつまいもはいちょう切り、にんじんは半月切りにする。
3 鍋にだしを注いでこんにゃく、にんじん、さつまいもを入れて、中火にかける。煮立ったら弱火にし、豚肉、長ねぎを加え、アクを取り除く。
4 3にみそを溶かし入れ、米ぬかパウダーを加えてひと煮立ちさせる。

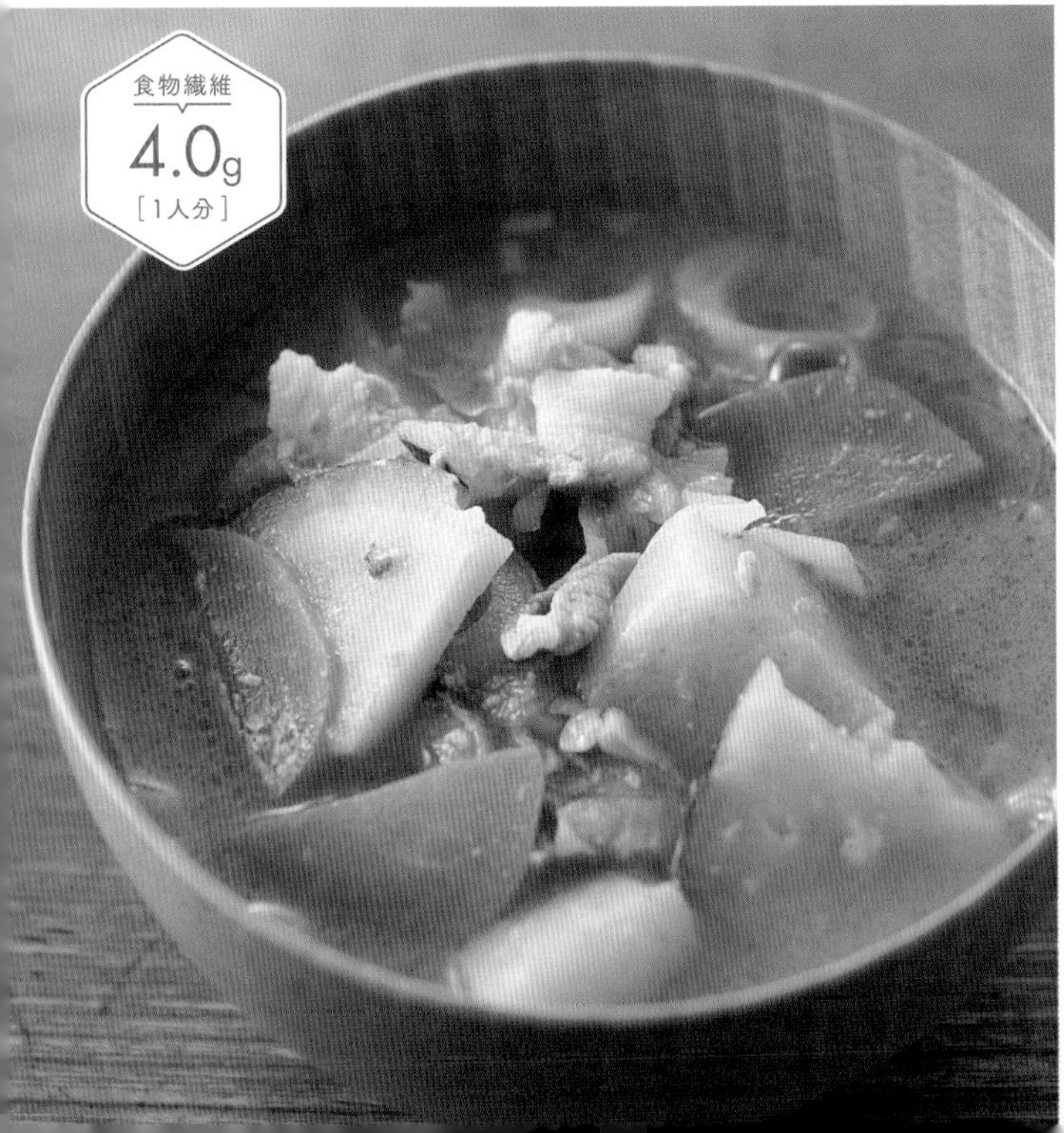

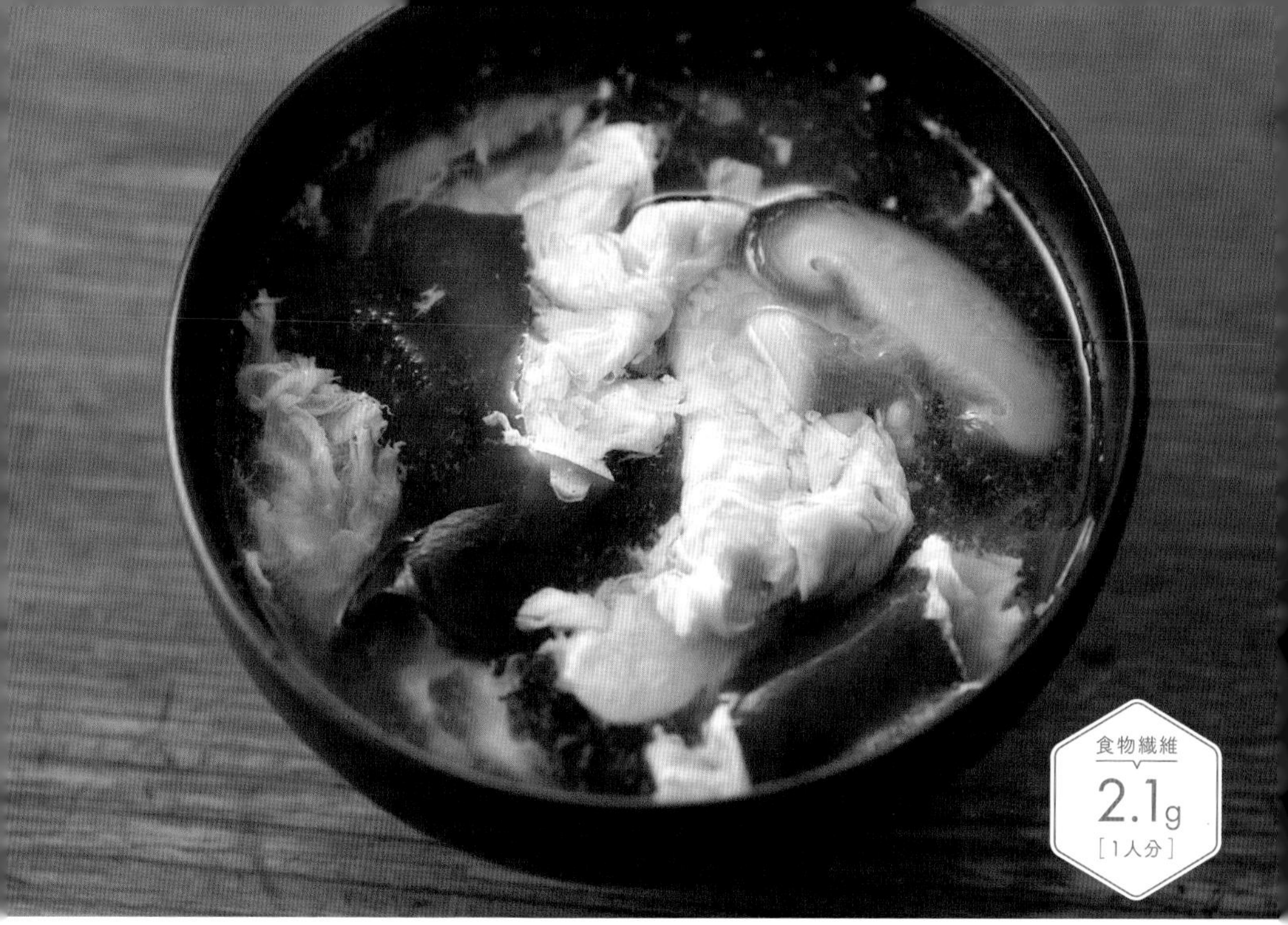

米ぬか
大さじ1杯

低糖質低カロリーの食材で、やさしい味わいの汁に

わかめかき卵汁

材料（2人分）

わかめ（生）…… 20g
しいたけ …… 1個
長ねぎ …… 3cm幅
A
｜だし …… 300ml
｜酒 …… 小さじ1
｜塩 …… 少々
卵 …… 1個
米ぬかパウダー …… 大さじ1

作り方

1 わかめは2cmの長さに切り、しいたけは軸を取って薄切り、長ねぎは輪切りにする。
2 鍋に1とAを加え、中火にかける。
3 ボウルで卵を溶き、米ぬかパウダーを加えてよく混ぜ、沸騰した2に回し入れて火を止める。

ダイエットメモ

わかめやしいたけは乾物でもOKなので、ストック食材でも、手軽に作れる汁物です。米ぬかパウダーでとろみをプラスすると、満腹感が得られます。

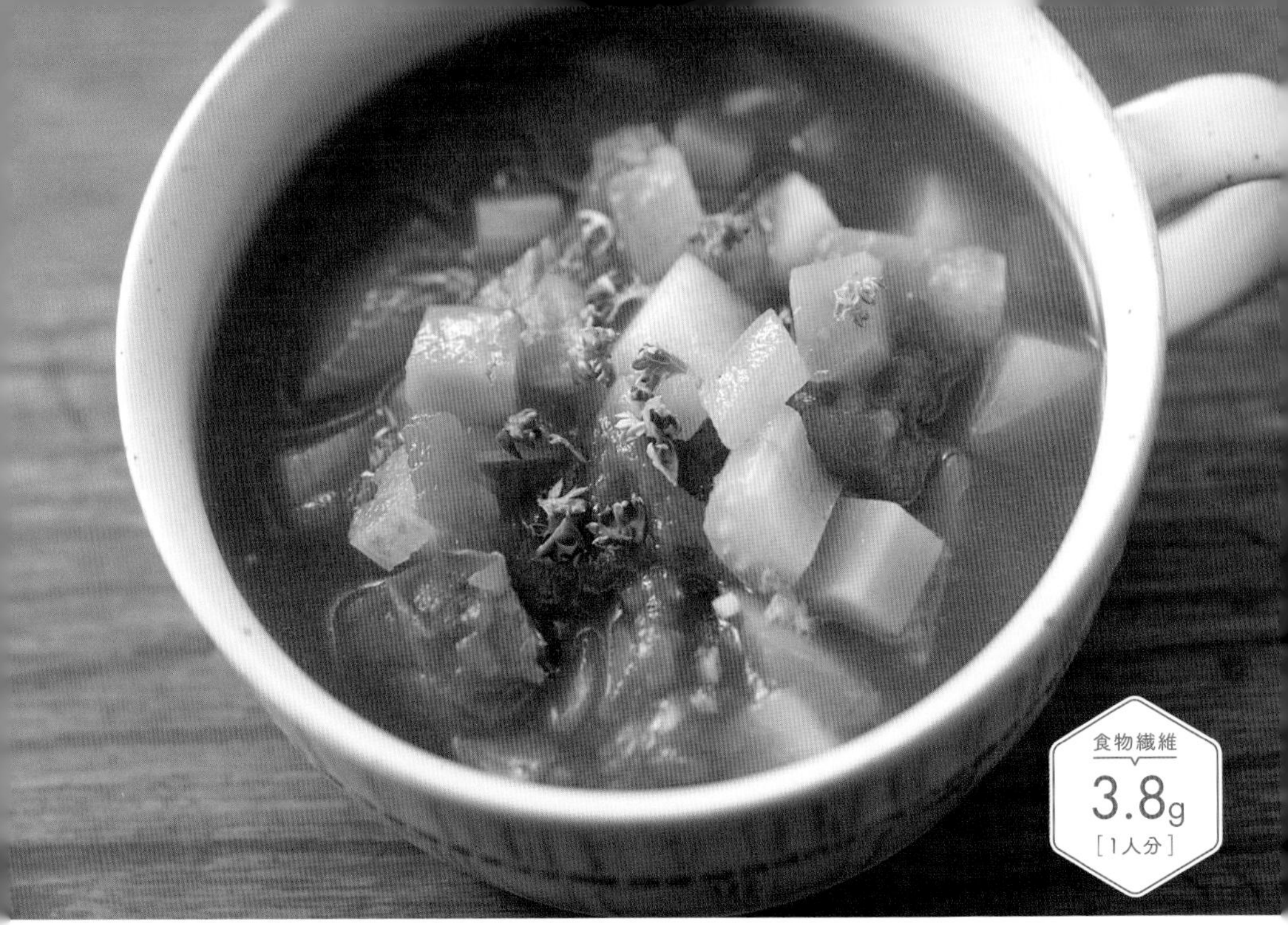

米ぬか
大さじ1杯

野菜を先に炒めておくと、短時間煮るだけでおいしい

野菜たっぷりミネストローネ

材料（2人分）

じゃがいも …… 小1個
玉ねぎ …… 1/4個
セロリ …… 30g
にんじん …… 30g
にんにくのみじん切り
…… 1/2かけ分
オリーブオイル
…… 小さじ2
水 …… 200ml
トマトの水煮（ホールタイプ）
…… 200g
ローリエ …… 1枚
A
| **米ぬかパウダー** …… 大さじ1
| 固形スープの素 …… 1個
| 塩、こしょう …… 各少々
お好みでパセリ …… 適量

作り方

1 じゃがいも、玉ねぎ、セロリ、にんじんは、1cm角に切る。
2 鍋にオリーブオイルを熱してにんにく、1を炒め、全体に油がなじんだら、ローリエと水を加え、トマトをつぶしながら入れる。
3 2にAを加えて5分くらい煮て、お好みでパセリのみじん切りを散らす。

ダイエットメモ

トマトのうま味、米ぬかパウダーのとろみや甘みが全体のまとめ役。具材にルールはないので、冷蔵庫に残っている野菜を刻んで煮るだけです。

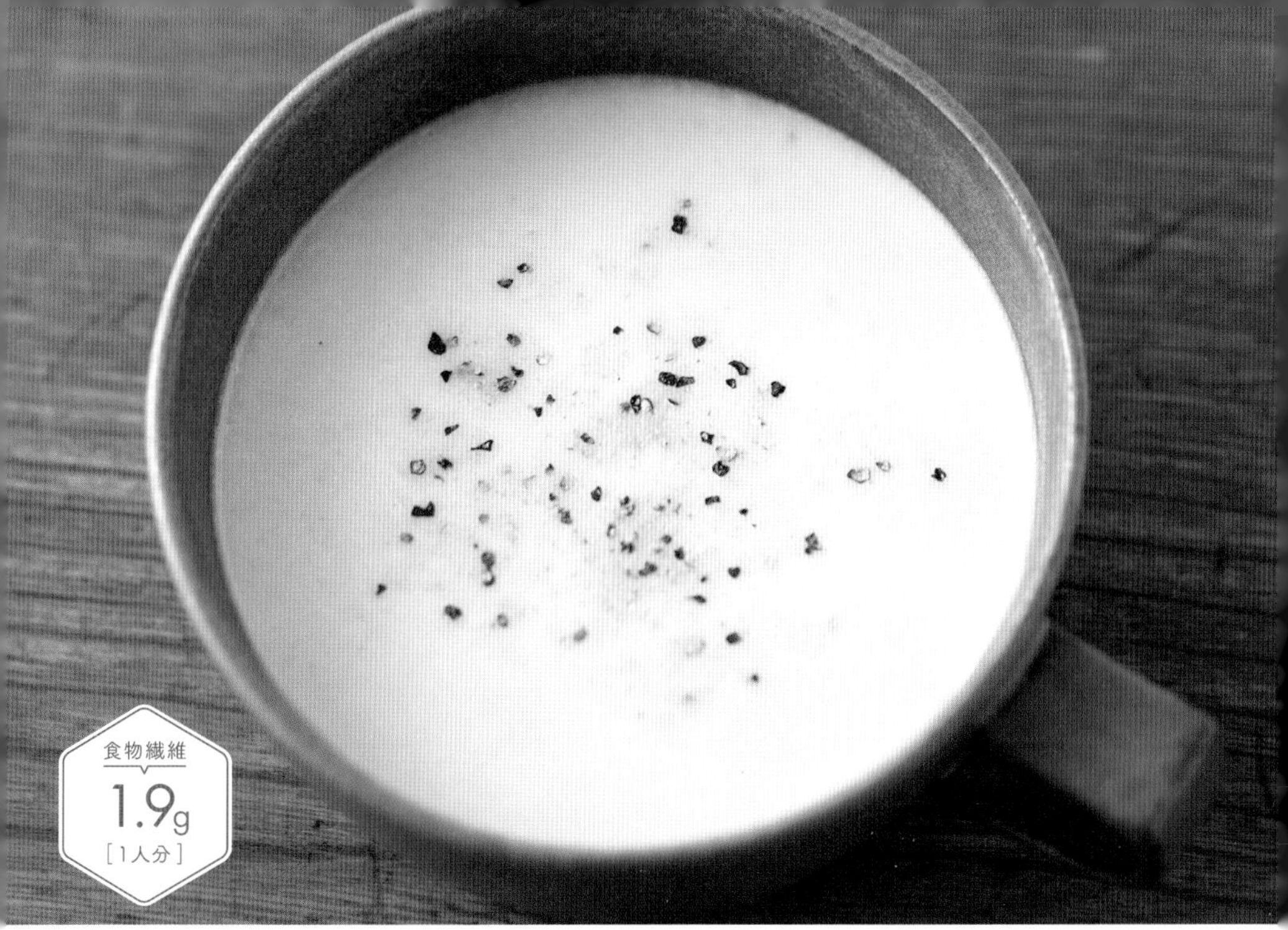

米ぬか
大さじ1杯

なめらかな食感にすると上品な味わい、粒感を残すと食べ応えあり

デトックスれんこんポタージュ

材料（2人分）

れんこん …… 45g
玉ねぎ …… 1/4個
オリーブオイル …… 小さじ2
A 水 …… 200ml
A 固形スープの素 …… 1個
B **米ぬかパウダー** …… 大さじ1
B 牛乳 …… 100ml
お好みで**米ぬか黒こしょう**
…… 適量←P70参照

作り方

1 れんこん、玉ねぎを薄切りにする。
2 鍋にオリーブオイルをしいて1を炒め、玉ねぎが透き通ってきたら、Aを加えて弱火でやわらかくなるまで煮る。
3 2をミキサーにかけなめらかにし、鍋に戻してBを加えて弱火で温める。火を止め、お好みで米ぬか黒こしょうをふる。

ダイエットメモ

不溶性食物繊維とカリウムが豊富な米ぬかパウダーとれんこんで、デトックス効果の高いスープです。食事の最初に飲むと、食べ過ぎを防げます。

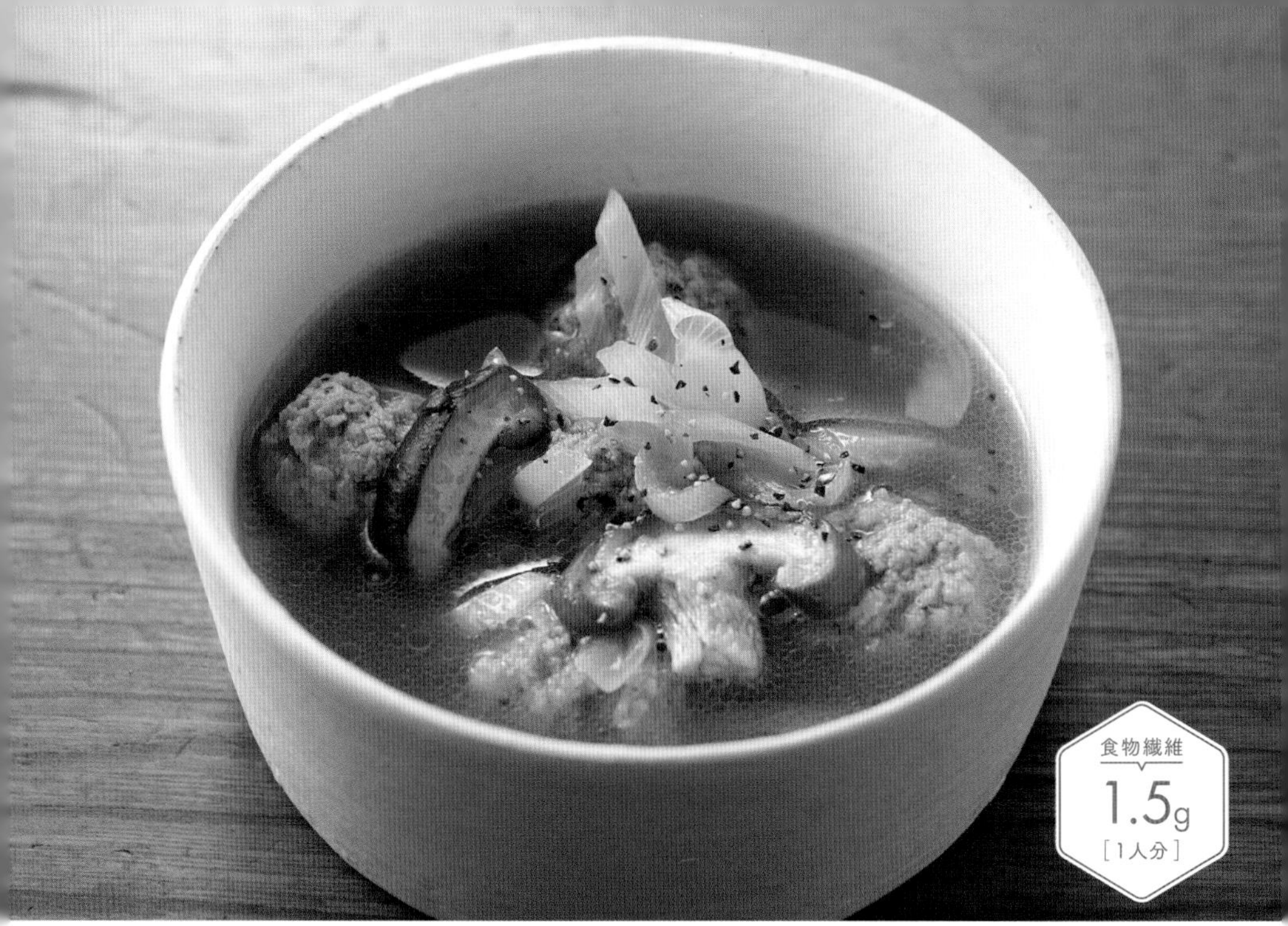

米ぬか
小さじ2杯

おかずがわりにもなる、ヘルシーでボリューム満点のトロッとスープ

肉だんごのボリューム中華スープ

材料（2人分）

豚ひき80g

A
- **米ぬかパウダー** …… 小さじ1
- 塩、黒こしょう …… 各ひとつまみ
- 山椒 …… 小さじ1
- おろししょうが …… 小さじ1

長ねぎ …… 1/4本

しいたけ …… 1枚

B
- **米ぬかパウダー** …… 小さじ1
- 鶏がらスープの素 …… 大さじ1
- 酒 …… 大さじ1
- 塩 …… ひとつまみ
- 黒こしょう …… 少々
- 水 …… 200ml

作り方

1 ボウルにひき肉、Aを入れ、粘りが出るまでよく混ぜる。

2 長ねぎは縦半分に切って斜めせん切り、しいたけは軸を取って薄切りにする。

3 鍋にBを加えて中火にかけて温め、2を加える。煮立ってきたら、1をスプーンで丸めながら落とし、火が通るまで煮る。

ダイエットメモ

肉だんごのつなぎとスープのとろみを、普段ならば片栗粉でつけますが、米ぬかパウダーにかえて。煮ていくと豊富な栄養成分が溶け込みます。

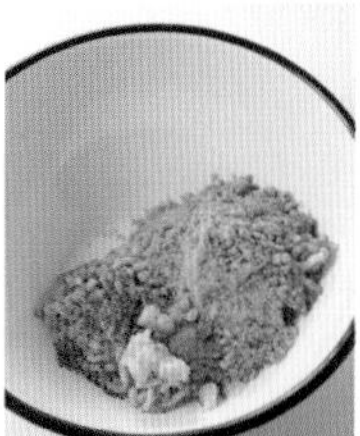

毎日、米ぬかライフ⑤

米ぬかを食べて ゴミを減らし、地球のエコ活!

精米すると、もみがらや米ぬかなどが大量に出ます。日本で出る米ぬかの量は、年間およそ100万トンといわれています。油の原料やぬか床、肥料などに使われますが、残りは廃棄されます。

米ぬかを食べることは、ゴミや食品ロスを減らし、地球環境の保持につながります。

また、普段廃棄される米ぬかを食品として食べれば、懸案となっている日本の食糧自給率もアップします。

米ぬかを食べることは、環境問題や食糧問題の解決につながると同時に、ダイエットや健康維持もできる、地球にも人間にもやさしい活動なのです。

手軽にエコ活！ 米ぬか活用例

- 米ぬかを食べて ダイエットと 健康維持に 役立てる
- 部屋やくつ箱、 冷蔵庫の 臭い消しに
- 掃除や 床みがきに使って クリーン効果
- 発酵させて 土に混ぜ、 草木の肥料に
- ペットフードに 混ぜて、 ペットの健康に 役立てる

※量は少しずつ様子をみながら調整してください。

おやつ

たまらなく甘いものが恋しいときには、米ぬかパウダーを使ってスイーツ作り！
煎った米ぬかの香ばしさや自然の甘みを生かせば、ヘルシーなスイーツの完成です。

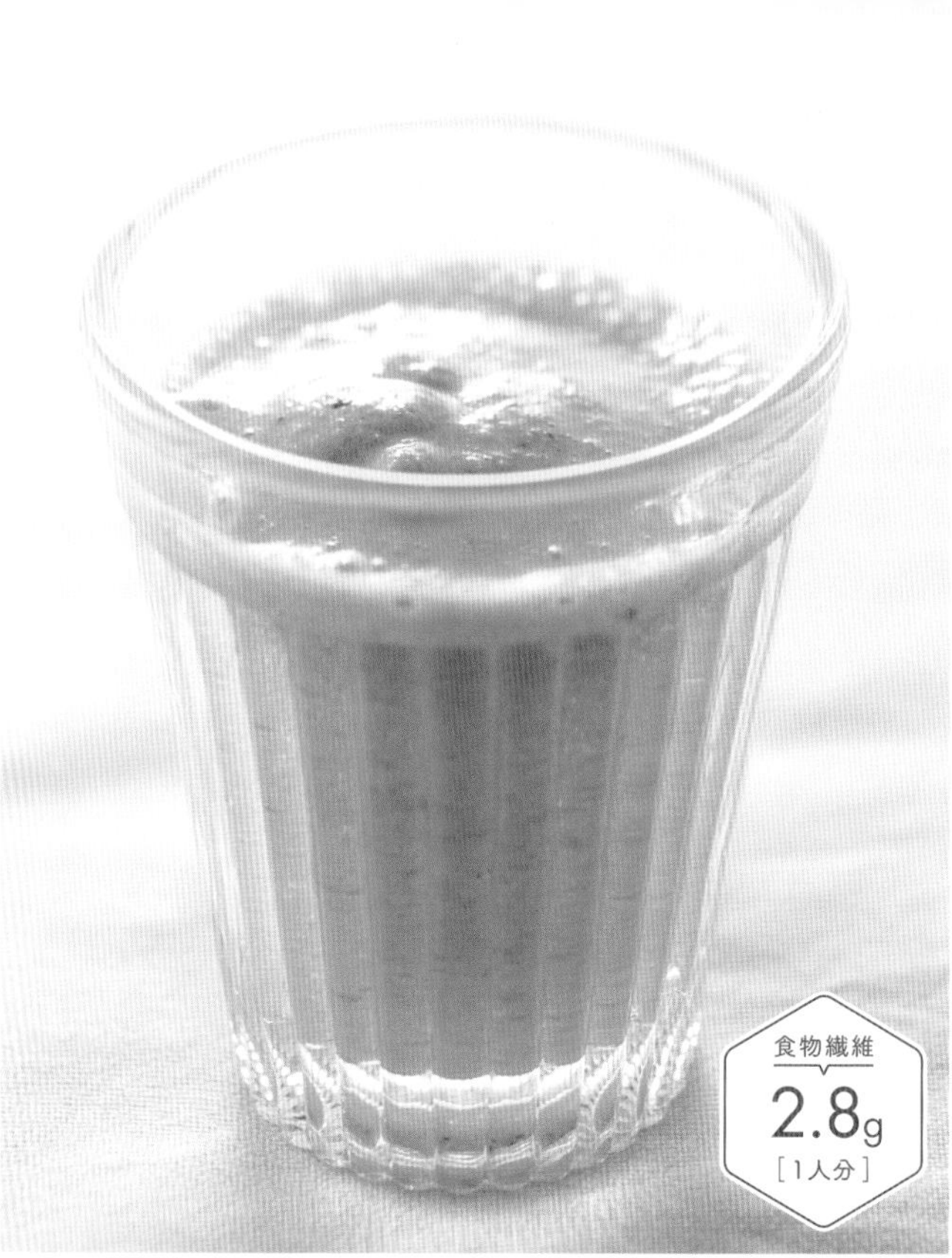

朝食やおやつがわりにおすすめの、腹もちのよいさわやかな1杯

りんごとにんじんの豆乳米ぬかスムージー

米ぬか 大さじ1杯

材料（2人分）

りんご …… 1/2個
にんじん …… 1/3本
米ぬかパウダー …… 大さじ1
豆乳 …… 200ml

作り方

1 芯を除いたりんご、にんじんをひと口大に切る。
2 ミキサーに1、米ぬかパウダー、豆乳を加えて攪拌《かくはん》し、グラスに注ぐ。

ダイエットメモ

抗酸化作用、血行促進、整腸作用が期待できるにんじん、りんご、米ぬかパウダーを合わせて飲むと、満腹感が得られるので、食事がわりになります。

米ぬか
大さじ1杯

米ぬかパウダーのサックリ食感が心地よい、少しビターなプチケーキ

ココア蒸しケーキ

材料（2人分）

くるみ …… 20g
米ぬかパウダー …… 大さじ1
ホットケーキミックス …… 50g
A
ココアパウダー …… 小さじ2
牛乳 …… 100ml
溶かしバター（無塩） …… 20g

作り方

1 くるみは、包丁でざっくりと刻んでおく。
2 ボウルに米ぬかパウダー、ホットケーキミックス、Aを入れ、泡立て器でよく混ぜる。
3 2に1をざっくりと合わせ、おたまでカップケーキの型に流し入れる。
4 3を水を張った蒸し器に並べ、10分くらい蒸す。竹串を刺し、何もくっついてこなければOK。

ダイエットメモ

生地に米ぬかパウダー、ココア、くるみを加えるので、ビタミンB群や食物繊維がプラスされます。くるみが持つオメガ3脂肪酸は、生活習慣病や肥満予防に力を発揮します。

食物繊維
3.7g
［1人分］

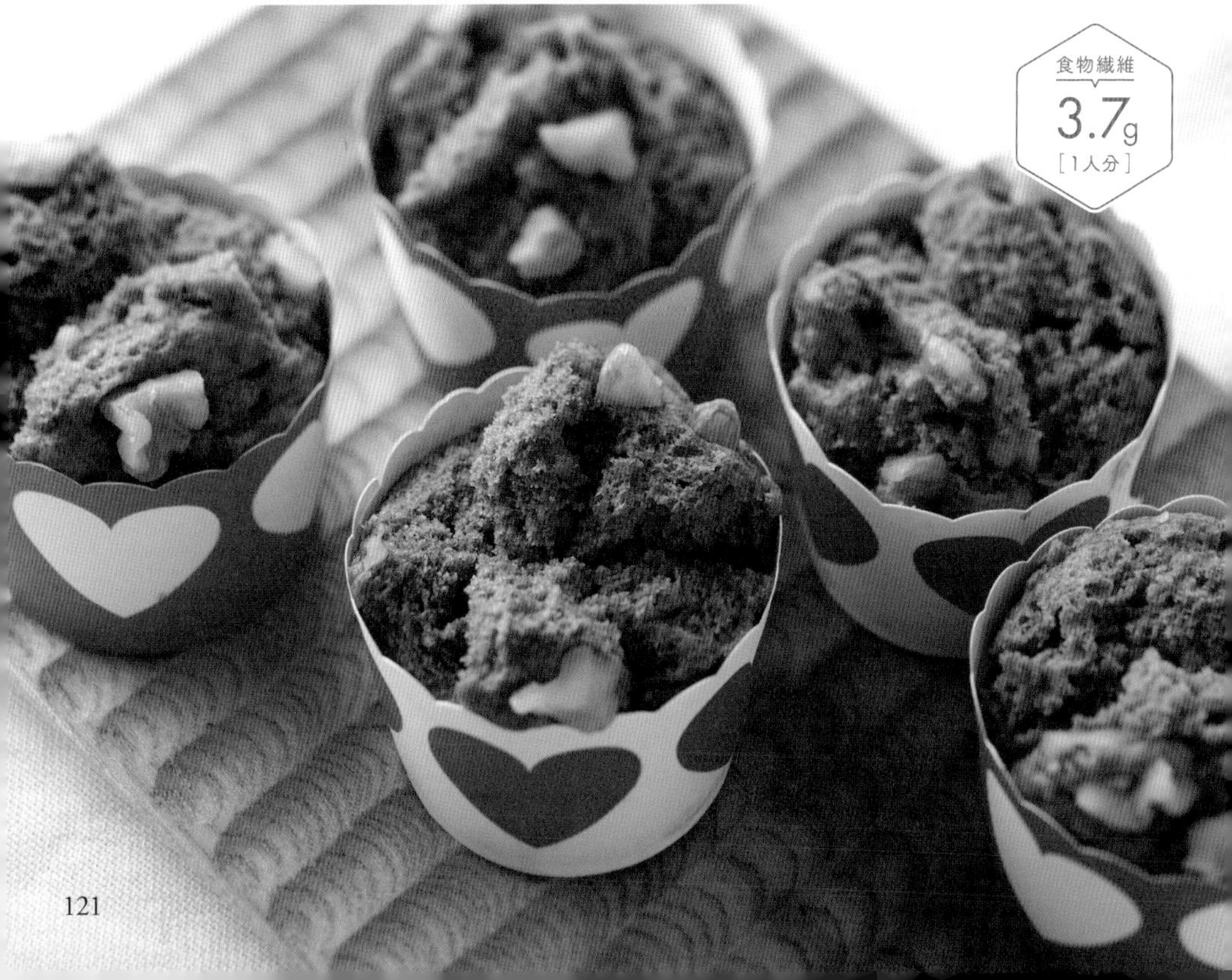

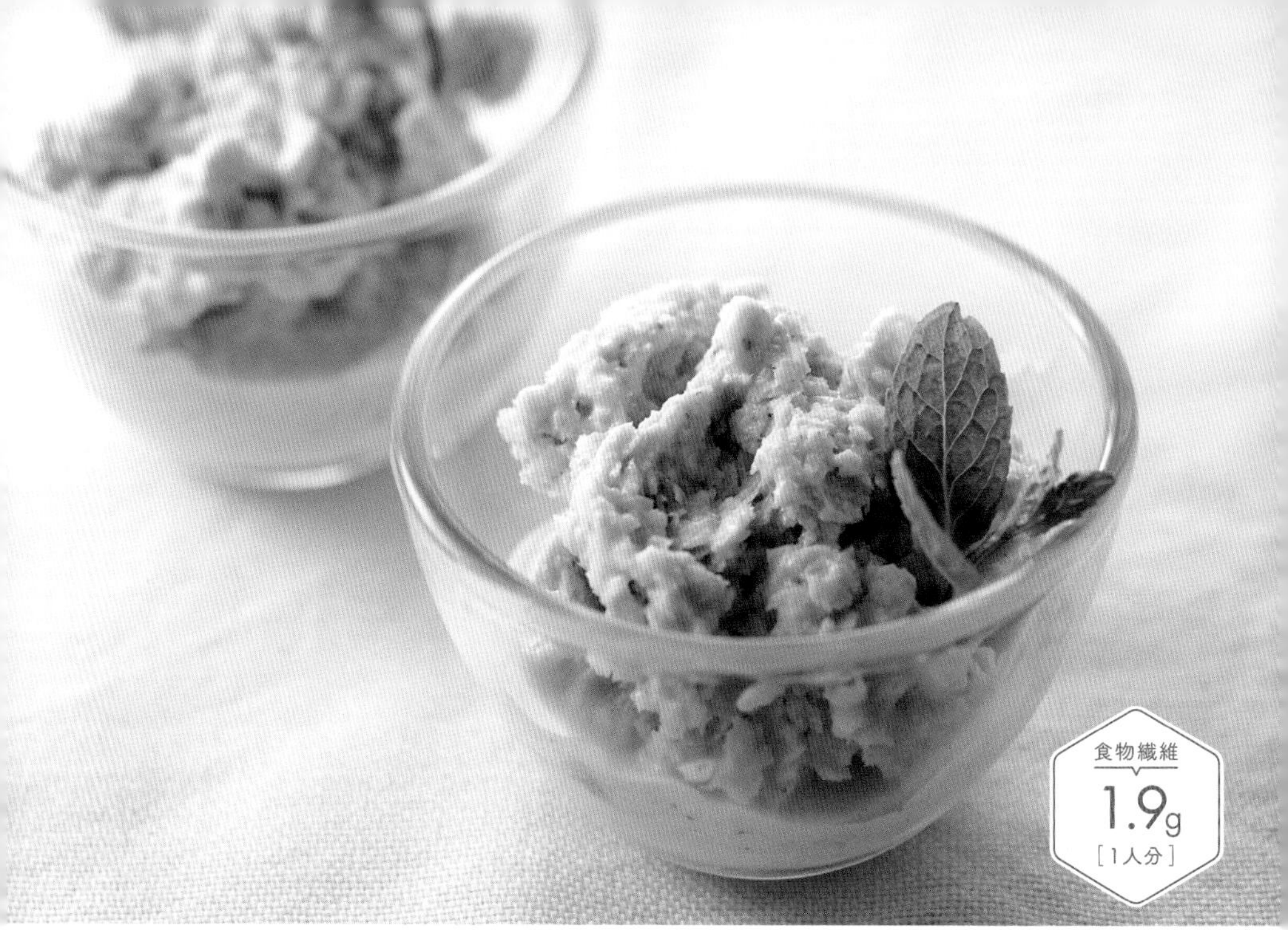

米ぬか
大さじ
1杯

バナナとシナモン風味が際立つ冷んやりデザート

米ぬかバナナヨーグルトアイス

材料（2人分）

米ぬかパウダー …… 大さじ1
バナナ …… 1本
プレーンヨーグルト …… 200g
A
米ぬかシナモンパウダー
…… 小さじ1/2←P73参照
生クリーム …… 大さじ1
砂糖 …… 大さじ1
あればミントの葉 …… 少々

作り方

1 バナナはひと口大にちぎり、米ぬかパウダー、ヨーグルト、Aとともにボウルに入れ、ブレンダーでざっくりと混ぜ合わせる。
2 冷凍庫で1時間ほど冷やし、スプーンで器に盛る。あればミントの葉を飾る。

ダイエットメモ

米ぬかパウダーは、プレーンタイプと“米ぬかシナモンパウダー”を使い、香りをよくします。バナナと米ぬかのカリウムがむくみを緩和します。

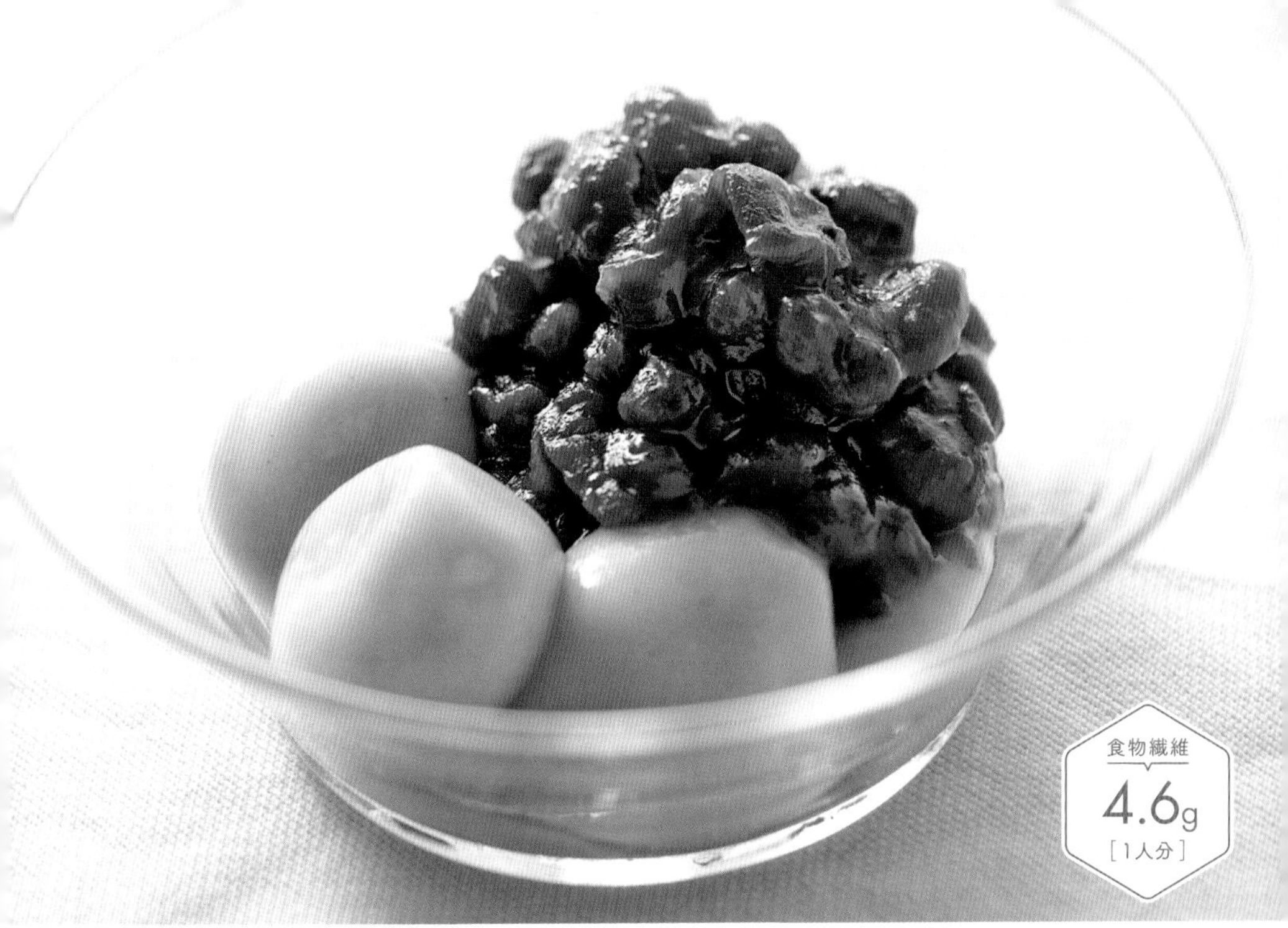

食物繊維
4.6g
［1人分］

米ぬか
大さじ1杯

米ぬか入りの白玉は、ほのかな甘みが上品。ゆであずきがよくからむ

米ぬか白玉あずき

材料（2人分）

白玉粉 …… 50g
水 …… 60ml
米ぬかパウダー …… 大さじ1
塩 …… ひとつまみ
ゆであずき（缶詰）…… 100g

作り方

1 ボウルに白玉粉、水、米ぬかパウダー、塩を入れ、混ぜ合わせて耳たぶくらいのかたさにする。
2 鍋に湯を沸かして小さく丸めた1を入れ、浮かんできたら氷水にとる。
3 2の水気をきって器に入れ、ゆであずきをのせる。

ダイエットメモ

米ぬかパウダーもあずきも利尿作用を活発にする食材。デトックスやむくみの緩和が期待できます。抹茶やきなこ入りの米ぬかパウダーをふっても！

食べる以外にも大活躍！

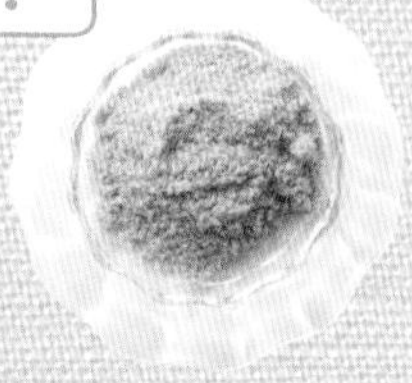

まだまだある 米ぬかの使い方

細かい粒子の米ぬかには、ほどよい油が含まれています。
肌にやさしい美容素材として、昔から使われてきました。

スキンケア

米ぬかの油分が、保湿力を発揮し、もっちり肌に。化粧水やパック作りも簡単！

パック

1 米ぬか2：小麦粉1.5に、少しずつ水を加え混ぜ、クリーム状にする。
2 洗顔後の顔にぬり、5分程度おいて洗い流す。

化粧水

1 米ぬか20g、日本酒大さじ1、水200mlを鍋に入れ、弱火にかける。沸騰直前で火を止める。
2 洗顔後の肌につける。

＊清潔な容器に入れ、冷蔵庫で3～4日間保存可能。

洗顔

石鹸《せっけん》が一般的でなかった江戸時代、洗顔料として使われていたのが米ぬかです。米ぬかの細かい粒子が汚れを落とし、しかも低刺激なので、敏感肌にもやさしい洗顔料です。また油分があるので、肌の乾燥も防いで、しっとりとさせます。

洗い方

1 米ぬか小さじ1～2をぬるま湯で溶き、クリーム状にする。
2 1を顔にのせて、やさしく洗う。
3 水でよく洗って、米ぬかを落とす。

＊肌に赤味やしっしん、かゆみなど異常があらわれたときは使用を中止してください。
＊アレルギー体質の人、アレルギー症状を起こしたことのある人は、医師・薬剤師に相談してください。

歯みがき

歯みがき粉のなかった時代に、日本人が行っていた方法。口の中はすっきり、歯《し》垢《こう》が取れやすくなります。

歯みがき

1 米ぬかを水適量で溶く。
2 歯ブラシに1をつけ、通常の方法でみがく

＊歯みがき粉をつけた状態に、米ぬかをふってもよい。
＊できれば無農薬のものを使用してください。

ヘアケア

米ぬかをトリートメントがわりに使うと、成分が血行を促進。パサつく髪もしっとりとします。

トリートメント

1 お茶やだしをとるときに使う紙パックに米ぬか250gを入れ、1Lの水で煮出し、冷ます。
2 洗った髪と地肌になじませ、温タオルで蒸す。
3～5分おいて、洗い流す。

そのほかにも

●**肥料**　菜園用の土に野菜くずと米ぬかを混ぜプランター等に入れ毎日かき混ぜ、蓋をし1カ月ほど放置し十分発酵させる。普通の肥料と同様、土に混ぜて使う。

●**掃除**　布袋に入れた米ぬかを雑巾で包み、中身が出ないよう袋状にしてひもで縛る。水を含ませ固く絞ってから、木製の床を拭く。

※水拭きできないフローリングには使用しないでください。

入浴剤・消臭剤

米ぬかを布袋に入れて使うと、いろいろな効果を発揮します。

●**入浴剤**　布袋に入れた米ぬかを、お風呂に浮かべれば、入浴剤に。湯の中でよくもむのが、ポイント。

●**消臭剤**　米ぬかを入れた袋を冷蔵庫やくつ箱、トイレ、ゴミ箱など臭いが気になる場所に置くと、消臭や吸湿効果があります。

健康と理想の体型を維持するのは自分の心がけ。米ぬかはその入口になってくれる食品です。

本書をお読みいただき、ありがとうございました。

米ぬかの持つ強力なパワーを知っていただけたと思います。

本書の中で何度も説明させていただきましたが、米ぬかの食物繊維、ビタミン、ミネラル、抗酸化物質は、現代人が失いかけている健康の要素を補ってくれます。おなかの調子を整え、腸内環境を改善し、免疫力向上にも役立ちます。

今脚光を浴びている「免疫力」ですが、これは新型コロナウイルスだけでなく、すべての病気に対抗する強力な手段です。これを高めておけば、ほかの病気にもかかりにくくなりますし、かかってしまった病気が重症化しにくい体になります。

もうひとつ注目されているのが生活習慣病です。糖尿病、高血圧などの患者さんが重症化しやすいといわれているからです。